Dr.高須の美容クリニック看護のケアとテクニック

著：高須　英津子

（銀座高須クリニック 院長）

Gakken

序　文

　美容クリニックに勤める看護師（以下，美容看護師とよびます）になりたいという看護師が増えています．近年の美容ブームで，美にかかわる仕事にたずさわりたい，とくに国家資格である看護師のスキルを十分に活用した仕事として，美容看護師はたいへんやりがいのある仕事だと思います．

　しかし，美容クリニックでの仕事は，看護師が通常経験する病棟看護や外来看護とは大きく異なる性格のものです．手術看護として医師の介助を行い，レーザーなどの医療機器を用いて看護師施術を行い，また患者さんの悩みに大きくかかわり，安心してもらうための説明や指導を行い，患者さんをお客様としてのおもてなしも行います．そこには一歩進んだ接遇の知識や，専門的な形成外科や皮膚科の知識が必要となります．とても幅広い知識と経験が求められます．

　一方で，看護師資格を取得してすぐ，臨床の経験なしに美容看護師になる方も増えています．美容医療にたずさわるものとしてのアドバイスとしては，最低でも数年の臨床経験を積むことを強くおすすめします．看護師という国家資格が持つ意味は大きく，とくに不測の事態，急変などに対応できる能力は必ず身につけておく必要があります．本書では，そのような急変やトラブルの可能性がある施術などについても解説しました．

　高須クリニックは，間もなく50年を迎える歴史のあるクリニックで，美容外科の先駆者的なクリニックです．本書では豊富な臨床経験をもつ当クリニックの経験をもとに，看護師がかかわる業務として，美容クリニックで行う看護の全体像を俯瞰し，そのなかで美容看護師がはたすべき役割，美容皮膚科を中心とした業務に携わる可能性の高い施術の具体的な方法，合併症，注意点を述べました．本書をとおして高須クリニックの美容医療の雰囲気を感じていただければ幸いです．美容外科の項目は，紙面の都合で，とくに初歩的なもののみとりあげましたが，興味をもたれましたら専門の美容外科の教科書や動画で，さらに勉強することをおすすめします．美容看護に興味をもたれた方が，プロフェッショナルになるための第一歩として，本書が皆様のお役に立てれば幸いです．

謝辞：この書籍をつくるにあたり，提案から校了までお付き合い下さった株式会社Gakkenメディカル出版事業部の宇喜多さんに感謝申し上げます．また，モデルをしてくれた舟木さん，この書籍を看護師の視点からアドバイスをくれた主任看護師の富田さん，リーダーの糸井さん，看護師の和光さんに感謝します．また撮影のために薬剤などのサンプルやチップを提供してくださった各メーカーの関係者の皆様に感謝します．そして最後に，撮影などの際にも間接的に協力してくれた銀座高須クリニックのスタッフのみんなにも感謝しています．

高須英津子

令和6年6月

Contents

Chapter 5
美容クリニックで行う業務（美容外科）

Chapter 1

美容クリニックに求められる人材とは

- 美容クリニックはこんなところです

- 現役美容看護師に聞く！
  美容クリニックってどんなところ？
  やりがいは？

美容クリニックは こんなところです

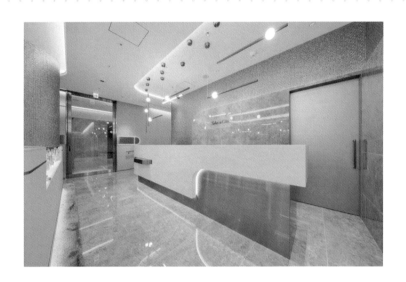

　美容クリニックは病気やケガを治すために受診するところではなく，美しくなりたい，外見を変えたいなどの希望をもっている方が，自らの意志で来られる場所です．

　他科と決定的に違うのは，保険診療ではなく，自由診療＝自費だということ．保険診療は機能を回復させることが目的になります．例えば眼瞼下垂があるためにまぶたが下がってモノが見えづらく，片頭痛などの機能障害がおきている場合に，損なわれていた機能を回復させる目的でまぶたを上げる手術を行うのが保険診療です．

　これに対し，機能障害はないけれど，二重まぶたにしたい，目を大きくしたいなど，見た目の美しさまで実現するために行う施術が自由診療で，保険がきかない分，高額になります．

　美容クリニックの診療は大きく分けて次の２つに分けられます．

> ①美容外科：鼻を高くする，目を二重にするなど，手術によって顔の造作を変えたり身体の一部を整えたりします．
> ②美容皮膚科：メスを使わず，シミやたるみ改善といった幅広い美肌治療を行います．たとえば年齢を重ねた方が何年か前のご自分の姿に戻りたいと希望されたときにレーザーや注射などによって肌を若返らせ，美しくします．

　①，②のどちらかに特化した美容クリニックもあれば，どちらも得意という当院のようなところもあります．

現役美容看護師に聞く！
美容クリニックってどんなところ？ やりがいは？

高須クリニックで看護師として働く看護師2人を迎え，
美容クリニックの業務のリアルについて聞いてみました．

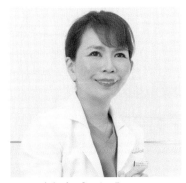

高須英津子先生
(たかすえつこ)

銀座高須クリニック院長．一般皮膚科をはじめ，美容外来，レーザー外来で研鑽を積む．日本皮膚科学会/日本アレルギー学会/接触皮膚炎・皮膚アレルギー学会/日本内科学会/日本美容皮膚科学会/日本レーザー医学会/日本美容外科学会/日本レーザー医学会認定医/国際レーザー医学会認定医/日本再生医療学会/日本慢性疼痛学会

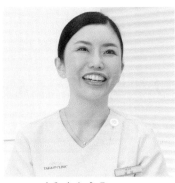

富田丞子さん
(とみたしょうこ)

• 高須クリニック主任看護師
おもに主任業務，リーダー業務担当
• 看護師歴：23年
循環器内科，呼吸器内科，血液内科の各病棟，ICU（合わせて8年），美容外科15年（うち高須クリニック10年）

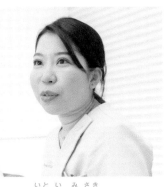

糸井美咲さん
(いといみさき)

• 高須クリニック看護師
おもにリーダー業務，新人指導担当
• 看護師歴：8年
大学病院の手術室（オペナース）4年，美容外科4年（高須クリニック）

Question 1

なぜ美容看護師になろうと思ったのですか？
現在までの経緯を教えてください

富田

　私の祖母がもともと美容が好きだったんです．幼少の頃にその祖母が高須クリニックでフェイスリフトの施術を受け，若返って帰ってきました．明るく生き生きとしている祖母を間近で見て，子ども心に素敵だなと思うように．現在94歳ですが，その年齢にみえないくらい若く，と

ても元気です．人は見た目が美しく保たれることによってQOLが上がり，健康意識も高まり，総じて楽しく自分らしく生きられることを実感していました．そんな祖母の影響もあり，**患者さんの自信や幸福度，QOLを上げられる美容医療に携わりたいと思うようになったことがきっか**けです．総合病院でさまざまな科を経験した後，祖母がお世話になった当院に入職しました．

糸井

私自身美容が好きで，看護師を仕事として選んだ時から将来的には美容看護の道に進もうと決めていました．誰かをきれいにするお手伝いができるのは，素敵な仕事だと思っていたのです．そして，前々から高須クリニックのCMをよく目にして，評判を聞いていたので，ここで働くことが夢になっていました．国家試験に合格して看護師資格を得たとき，**美容外科で働くためには臨床経験が必要なので，まずは手術室の看護師として手術全般を学び，技術を身につけておこうと考え，大学病院のオペナースとして4年間経験を積みました．**ある程度の自信がついたところで，満を持して憧れの当院に入職しました．

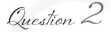

Question 2

美容クリニックで求められる看護師の役割って何ですか？

高須

医師の指示のもとでの医療行為や手術介助，衛生管理のほか，事前カウンセリングや術前・術後の説明，アフターケアなどを担当していただきます．手術における役割としては，まず患者さんに安心して施術を受けていただけるように声掛けをすることと，施術前の準備（必要な物品・薬剤の準備から麻酔クリームを塗る，マーキングなど），手術時の器械出しや鉤引きなどの介助，補助業務などの全般を担当していただきます．大学病院や総合病院に比べて手術の際の介助や医師のサポートが多いことが特徴かもしれません．

糸井

以前私が勤めていた大学病院では執刀医のほかに助手の方が2 〜 3名いらして，その方々が消毒などを行っていたのですが，美容クリニックでは私たちが消毒から器械出し，鉤引きほかいろいろなサポートをしています．

──看護師がやらなければならないことが多いということでしょうか？

高須

はい，他科より多いと思います．医師の助手としてかなり戦力になっているので，「やらなければならない，仕事が多い」というマイナスイメージの方ばかりではなく，「楽しい，やりがいがある」というナースが少なくありません．経験を積んだ看護師は手術中に出血した際に素早く的確に圧迫止血してくれるし，鉤引きもパーフェクトで術野を見やすくしてくれるので，私ども

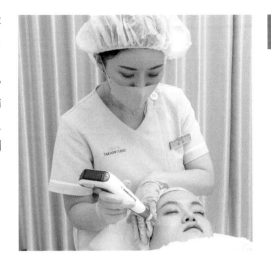

はとても助かっています．そういう意味で美容看護師はかなり高度なスキルが身についているし，気配りもできる方が多いように思います．また，イオン導入（ハイドラフェイシャル）や水光注射，医療レーザー脱毛など，主に看護師が中心になって施術できる診療メニューも増えていますので，以前に比べて美容看護師の役割は多くなっています．

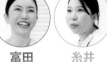

富田　糸井

　確かに術中に目を配り，手を動かすシーンは多いかもしれませんね．それだけに，私たちも「先生と一緒に施術させていただいた」という達成感がありますし，施術そのものを担当させていただくことも多いので，患者さんからよくお礼を言っていただけますね．

高須

　また，患者さんの希望する「こうなりたい」というゴールが実現可能かどうかを判断し，場合によってはそのゴール設定を調整するのも，看護師の重要な役割です．美容クリニックには機能回復のために来られる患者さんもいらっしゃいますが，ほとんどは審美的な改善を求めて来院されます．保険診療では病気を改善させることがゴールになりますが，美容クリニックでは「目を大きくしたい」「シミ・シワをとりたい」など，ご希望は多種多様です．「〇〇さん（女優さん）のようになりたい」という方もいらっしゃいます．とはいえ，生まれ持った土台（骨格など）は変えられないため，患者さんの思い描くゴールがすべて叶うわけではありません．

　患者さんの気持ちに寄り添い，希望を受け止めたうえで，美容クリニックにおいて実現可能なことと不可能なことがあることを，具体的かつ丁寧に説明していただかなければなりません．期待値が高すぎると，そのギャップでトラブルになることもあるからです．患者さんの希望にどの程度近づけることが可能かを率直に話していただき，話し合いをする中で満足していただけるような方法を提案し，患者さんが納得いく形で最終目標へと導くという役割があります

富田

　患者さんによっては施術終了＝完成形だと思ってしまう方がいらっしゃいます．**事前にしっかり経過を説明し，「（注射を打った直後ではなく）1週間かけて徐々にシワが目立たなくなります」「一時的に腫れますが，必ずひいてくるので大丈夫ですよ」などとお伝えしておくことも私たちの重要な役割です．**そういった説明も含め，他科の患者さんに対してよりも高い接遇スキルが必要になってくると思います．

Question 3

業務内容を具体的に教えてください

富田

　平均的な一日の流れは次のようになります．その日の業務によって多少変化しますが，大きく変わったり，繁忙期でも1時間以上の残業はほぼありません．

美容クリニック看護師の1日

9:30頃	**始業** ・予約のチェック ・オペ準備 ・洗濯
9:50	**朝礼** ・物品の補充
10:00	**オープン** ・抜糸・消毒 ・オペの介助 ・皮膚科の介助 ・皮膚科処置 　（切開二重，注射や脱毛など）
11:30 ～ 15:00頃	ランチ（1時間の交代制）
午後	・オペの介助 ・皮膚科の介助 ・皮膚科処置
18:00頃	・（患者様が少なくなってきたら）翌日のオペ予約確認 ・翌日の準備（器械集めや部屋の準備） ・器械の点検 ・器械をしまう ・物品の補充 ・滅菌にかける
19:00	**退勤**

Question 4

美容クリニックで働くには，どのようなスキルがあればよいでしょうか？

高須

　看護師はエステティシャンではなく，点滴などの医療行為を行うプロなので，**看護師としての基本的なスキルが備わっていることが大前提**になります．加えて，患者さんや医師，他スタッフに対して誠実さがあるかどうかが大事．ぎくしゃくした人間関係にならず，助け合いながら患者さんに対応するには，**人間的に誠実であるかどうかが大きな要素**となります．どんなに看護師経験が豊富でスキルが高くても，自己中心的な性格だとチーム医療には適さないからです．

　また，当院では単に看護師の資格を持っているだけでは採用にならないことが多く，**オペ室と病棟のどちらも経験がある方に即戦力として入っていただく**ことが多いです．大がかりな手術も頻繁に行いますので，アナフィラキシーショックを起こす患者さんもいますし，注射直後に血管迷走神経反射を起こしてフラフラになる患者さん，気分が悪くなる患者さんもいらっしゃいます．そういったときに慌てず冷静に，迅速かつ的確に動けるスキルのある方に来ていただきたいと思っています．

——看護師の実務経験がないと難しいのですね．どれくらいの経験が必要ですか？

高須

　基礎看護技術を身につけておくことが最低条件です．クリニックによっては看護師の資格さえあれば1年目の方でも雇うところもあるようですが，実務経験がないと担当していただける仕事が限られてしまいます．当院ではオールマイティーに動いていただきたいので，オペ室，病棟合わせて3年程度の経験がある方が望ましいです．

富田　**糸井**

　手術の際には急変も起こり得ます．**急変に対応できるだけの技術は持っておいていただきたい**です．

——外科やICUの経験者が有利ということですか？

高須

　美容クリニックによっては国家試験さえ通っていればOKというところもありますが，**外科やICU，オペ室，救急医療の場で経験を積んだ方は，かなりポイントアップ**になります．病棟経験だけの人とオペ室などの経験がある方が同時に応募してこられたら，後者を採用するということです．医師，看護師，患者さんの比率が大学病院などとまるで違いますから，経験のある看護師でないと任せられないことも多いのです．当院では外科手術の患者さんも多いので，基本的な看

護師スキルをベースとしてオペ室，病棟合わせて3年程度の経験，そして誠実な人間性であるという少し高めの採用基準があります．

ただ，これはあくまで「経験者は歓迎」「採用に結びつきやすい」という一つの基準であり，必ずしも全員にオペ室，病棟合わせて3年の経験を求めているわけではありません．病棟経験が豊富で，患者さんと向き合う接遇能力が高い方であれば，オペ室経験がほぼなくても，接遇面で能力を発揮していただき，オペのサポートなどについては入職後に覚えていただけるように教育します．大事なのは急変対応ができるICU出身の看護師，病棟経験が長い看護師と，クリニック全体でバランスよく様々なスキルをもった看護師がいてくれることです．

Question 5

現役美容看護師として，どんな方と一緒に仕事がしたいですか？

富田　先生の求める条件をクリアされて入職された方は気が利くし，自分から積極的に動いてくれるので，とてもやりやすいです．先生がおっしゃった3つの条件（基本的な看護師スキル，オペ室・病棟合わせて3年程度の経験，誠実な人柄であること）が備わっている方は大歓迎です．

糸井　保険医療ではなく，高い診療費を払ってきていただいているので，患者さんに対しては"接客する"という姿勢も必要で，受け身ではいけないと思います．よりよい施術を提供するためには患者さんの求めていることを気づいてあげられるような心配りが必要で，技術的なスキルだけでなく，そういった細かい配慮ができる方に来ていただきたいと思います．

富田　例えば前の患者さんの診察が長引いてお待たせしてしまう時，単に待たせるのではなく，お声掛けをしたり，トイレや飲み物などの要不要を確認するなどが自然にできる方がいいですね．それと，笑顔が大事．看護師は皆マスクをしていますが，マスクの上からだと表情がわかりにくいので，美容看護師は，意識して笑顔をつくるようにしています．

高須　手術の前に緊張でガチガチに固まってしまっている患者さんに対して笑顔で「大丈夫ですよ」「すぐ終わりますからね」と声をかけたり，手術中でも肩をやさしくトントンとたたいてあげるだけでも患者さんは安心できますものね．そうしなさいと医師から指示することはありませんが，患者さんの気持ちに寄り添って自然に手を添え，優しい言葉がけができる看護師さんは好印象ですし，そういった思いやりがプラスアルファのサービスにつながると思います．

最初から完璧にできない看護師さんもいますが，当院では先輩看護師の接遇や対応をみているうちに，徐々に笑顔で患者さんのケアや声掛けができるようになっていますね．

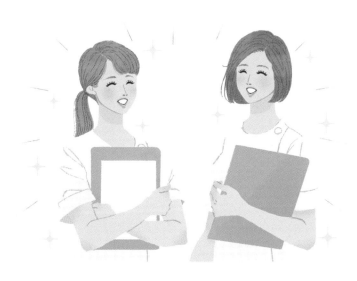

富田

また，新人にはプリセプター（マンツーマンで指導する先輩看護師）がついて指導します．一つのチームとして皆で教え合っているので，**新人看護師もほどなく接遇スキルや患者さんへの配慮が身につく**ようになっています．

Question 6

看護師業務の中で
特に気をつけなければならないことは何ですか？

高須

特に大事なのは接遇です．美容医療は保険診療とは違うので，患者さんにひと声かける時には，話しかけるタイミングや言葉遣いなどにも気をつけなければなりません．接遇力は美容看護師にとってなくてはならないものですが，最初から身についていなくても，セミナーを受けていただいたり，先輩の姿をみて学んでもらうことで身につきます．

また，患者さんからよく「何回で治りますか？（よくなりますか？）」という質問をされますが，例えばニキビ痕治療なら，何回でどの程度きれいになるかをあらかじめ看護師の方に伝えしてもらうようにしています．約3回の施術でニキビ痕は浅くなるけれど，それで満足の方もいれば，ツルツルの肌になることを目指す方もいらっしゃいます．1回の施術でツルツルになると思い込まれているなど，期待値と現実にギャップがある場合には，そのギャップを埋めておかなければなりません．

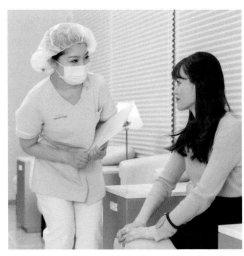

患者さんと施術者の双方がゴールのイメージを一致させておかなければ，クレームになりますので，十分な説明を看護師にしてもらうことが必要になります．

施術によって腫れや痛みが生じる場合にも，あらかじめお伝えしておくことで「確かに少し痛いけれど，聞いていた通りだわ」と理解していただけます．私たち医師も説明をしますが，施術に専念して術前・術後の説明は看護師に一任する医師もいるので，**施術当日の症状，腫れや痛みがひくまでの期間など，詳細な説明を看護師にしてもらう**ことになります．患者さんの様子を来院されるたびに気にかけてお声掛けしていただきたいと思います．

──患者さんとのコミュニケーションで気をつけていることはありますか？

富田

基本は笑顔だと思います．患者さんをお迎えするとき，手術中，手術後の説明，お見送りするときのすべてにおいて笑顔で対応しています．ただ，いつでも笑顔を向けるのがよいとは限りません．**患者さんのお気持ちを察し，空気を読む力も必要です**．ただ笑顔を向けるだけではなく，その患者さんがどういう思いで来られているのかを推しはかって，患者さん個々に気を配るようにしています．この点は他の科の患者さんよりも気を遣っています．

また，高齢になると誰しも若い時よりは理解力が低下しますので，**例えば施術後の薬の服用などについてお話するときは，相手の理解力に合わせた丁寧な説明を心がける**ようにしています．

Question 7

医師と関係を築くうえで 気をつけていることはありすか？

富田

当院は医師とスタッフがとてもいい関係だと思っています．英津子先生のほうから食事などに誘ってくださったり，話しやすい雰囲気を作ってくださったりするので，クリニック内の風通しは良く，私たちスタッフは，業務上の相談がしやすいんです．**トラブルや困ったことが起きても，すぐに先生にお伝えしています**．

高須

コミュニケーションはよくとっている方かもしれません．とくに手術後はきちんと経過を追って患者さんの変化をみていく必要がありますので，看護師の皆さんのことはとても頼りにしていますし，そう伝えるようにしています．**チーム医療が基本なので，互いに信頼関係を築き，医師に遠慮することなくなんでも話してもらえるような雰囲気づくりは日頃から心がけています**．

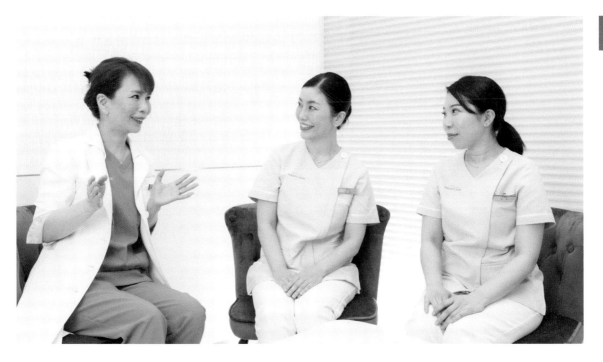

富田　糸井

英津子先生が声を荒げるのを聞いたことはないですね．ですので，仕事はとてもやりやすいです．

富田

手術に立ち会う際に気をつけていることは，**執刀医師のペースを乱さないようにすることです**．**先生によって手術の手順や器械出しも違いますから**，先生の空気感を邪魔しないようにします．さらにカルテに書いてないけれど，この器具は使うかもしれないと判断したら，用意するようにしていますね．

糸井

カルテに書いてある記載から手術の全体像を理解し，先生が手術に集中できるようにできる限りサポートをするよう心がけています．

高須

たとえば，この部位にこの固さのヒアルロン酸を注入するのなら，これとこれが必要，というふうに察してくれて，**こちらが指示しなくても準備しておいてくれると**，医師としてはやりやすいですね．

Question 8

この仕事の気に入っているところは？

高須　施術によって患者さんがきれいになると，自信をもてるようになり，前向きな気持ちになって生き生きと社会で活躍されている様子がうかがわれます．施術をされた方が喜んでくださるのが私たちのエネルギーの源．「ありがとうございます」という言葉をよくかけていただけるのが嬉しく，励みになっているし，仕事のモチベーションアップにつながっています．当院は，おばあちゃん，お母さま，お孫さんの3代でいらしてくださる患者さんも多く，ありがたいです．

富田　一番の魅力は，患者の皆さんが美しくなっていかれるのを目の当たりにできることです．すべての診療科の中で，一番感謝の言葉をいただくのが多い科ではないでしょうか．患者さんがニコニコしながら嬉しそうにクリニックを後にする場に立ち会えるのが，私の活力になっています．

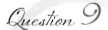

糸井　先生方の施術の後，鏡をみて「わぁ！」と感激され，うれしそうに帰られる方がとても多いので，介助につかせてもらってよかったな，と思えるんです．ピアスひとつとっても「高須クリニックで開けてもらってよかった！」と喜んでいただいていますね．

Question 9

スキルアップはどのようにしていますか？

高須　当院では速さはあまり追い求めていません．丁寧に着実に施術や施術サポートをしてくれるほうがいいですね．

富田　新しい治療法が出たら，英津子先生がYouTubeなどで発信してくださるので，自分のスキルアップのために空き時間などにそれを見ながら勉強しています．同時に，全看護師のレベルを底上げできるように，なるべくスタッフ間でも共有するようにしています．SNSは間違った情報も多いですが，当院の先生方は率先して医師としての立場から施術方法や美容に関する知識を発信してくださるので，私たちスタッフは常に最新情報を得やすく，スキルも上げやすい環境にあると思います．

糸井

私も英津子先生，幹弥先生のYouTubeや当院のホームページをよくみています．また，業者さんの開催するオンフインセミナーも頻繁にありますので，そういったセミナーに参加して勉強しています．参加できないスタッフのためには画面録画をしておいて，後で勉強をしたりもしています．

高須

美容外科学会や美容皮膚科学会もありますので，本人の希望があれば参加していただいてかまいません．

Question 10

美容クリニックで働くメリットって何ですか？

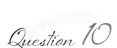
富田　糸井

当院に限って言えば，クリニック名を言えばどなたにもわかっていただけるということです．ただ，名前が大きすぎて，メリットもデメリットもあります．ここで働いている以上，下手なことはできないな，とも思います（笑）．また，美容クリニックは一般病棟とは違って**夜勤がなく基本的に残業もほぼない**ので，体調を崩すこともありません．

高須

社内割引で治療ができるというメリットはあるかもしれません（笑）．自ら施術を受けるとわかることがいろいろあり，患者さんに説明もしやすくなるので，一度体験してもらうのはいいことです．

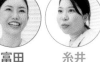

Question 11

美容クリニックで働きたい看護師に一言ください

富田

美容クリニックは，一見きらびやかな世界に見えているかもしれませんが，それだけではなく，大変なこともありますし，**あくまで医療機関という根本をしっかりおさえておいていただきたい**です．ただ，普通の病院よりは「ありがとう」の言葉がたくさん聞けるので，その言葉を期待して入職してください．

実際，きらびやかな部分もあれば，シビアな部分もありますが，**患者さんの人生をよりよくする，とてもやりがいのある仕事です**．待遇面も満足していますし，ぜひ皆さんにも美容看護師として活躍していただきたいです．

糸井

　美容に興味のある方に来ていただきたいですね．あとは誠実さがあり，基礎看護技術が身についていれば，仮にオペ室経験などがなくても皆で育てていきますので，ぜひ応募してください．

高須

　私も美意識が高い人に来ていただきたいです．美容に興味がある方は，きれいになりたい患者さんの気持ちがわかるはずですよね．**患者さんは美容に関して知識豊富な方が多いので**，私たちスタッフに知識がないと話になりませんし，やりづらいと思います．そういう意味でも美容やきれいになることに関心の高い方が向いていると思います．

富田

　私は**清潔感があって自分をきれいに見せることが上手な方が適している**と思います．美容について自分でも研究して，どうすればきれいになるか，きれいに見せられるか知っていると，患者さんに自信をもって接することができると思います．

糸井

　美容クリニックの存在価値としては，病気を治す医療だけが尊いわけではないと思っています．美しくなることによって患者さんが社会で活躍したり羽ばたいていかれたりするので，**美容医療は十分立派な社会貢献になっているのではないでしょうか**．がん患者さんのなかには抗がん剤で毛髪が抜けたりシミが増えたりして心が荒んでしまう方もいて，そういった方の毛髪や肌を整えてあげることによって前向きな気持ちになり，「もう少しがんばって生きていこう」と思ってくださる方もいらっしゃいます．

　離婚された方が「再出発したい」「きれいになって元夫を見返してやる」という理由で来られることもありますが，美しくなったことが生きていくうえでパワーになっているように見受けられます．美容医療がひとつのきっかけになって，自信を取り戻され，またがんばろうと思ってくださるのなら，このうえない喜びです．

　当院はこれまでも美容医療の最先端を走ってきました．これからも新しい治療を取り入れ，いろいろトライしながら業界を引っ張っていこうと思っています．

高須

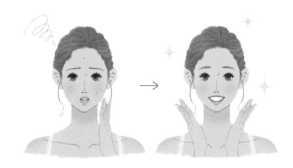

美容クリニックで
知っておくべき
最低限の基礎知識

- 皮膚の構造
- 毛周期
- 顔面の血管と神経の走行
- 皮疹の呼び方

美容クリニックで知っておくべき最低限の基礎知識

❶ 皮膚の構造

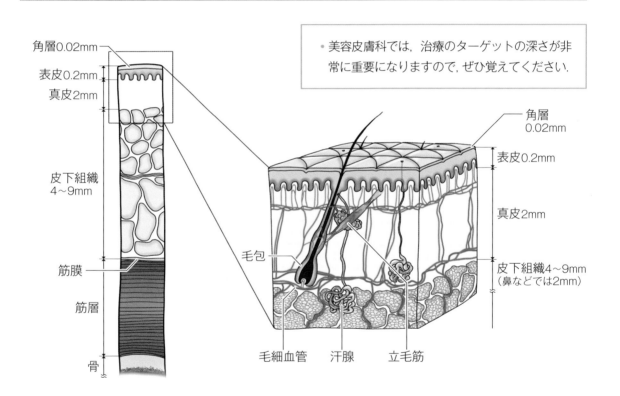

> ・美容皮膚科では，治療のターゲットの深さが非常に重要になりますので，ぜひ覚えてください．

- 皮膚の構造は表皮・真皮・皮下組織の3層からなっています．
- **表皮**は角層・有棘層・基底層の3層からなり，28日以上の周期でターンオーバーします*．
  シミの原因となるメラニンは表皮の一番下の基底層で生成されます．
  ＊一般的には28日周期ですが，年齢が上がるにつれて，ターンオーバーの周期が長くなります．（例：20代 → 約28日，30代 → 約40日，40代 → 約55日）
- **真皮**には血管や神経，毛包などの付属器が存在します．真皮は水とコラーゲン・エラスチン・ヒアルロン酸などでできており，肌のハリに大きな影響を与えます．
- **皮下組織**は主に脂肪などでできており，通常は4〜9mm程度あります．皮下組織の下は**筋膜**と**筋層・骨**と続きます．

❷ 毛 周 期

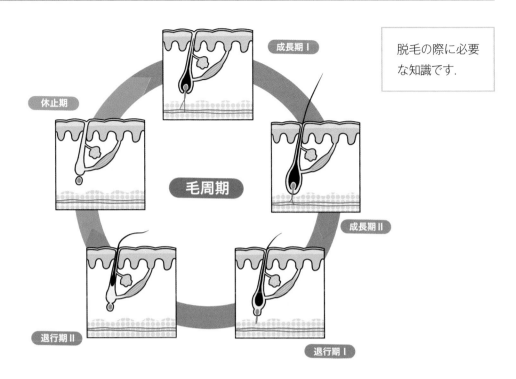

成長期Ⅰ

休止期

毛周期

成長期Ⅱ

退行期Ⅱ

退行期Ⅰ

脱毛の際に必要な知識です.

- 毛の生え変わりのことを**毛周期**と呼びます.
- 毛は毛包から毛母細胞が分裂することで作られます. これを**成長期**と呼びます. 脱毛はこの毛がターゲットとなります.
- 成長期が終わった毛は毛根が細くなり, 抜け始めます. これを**退行期**といいます.
- 毛が抜けた毛包は一定期間, そのままの状態を保ちます. これを**休止期**といいます. 休止期が終わって成長期に入ると, また毛は生え始めます.
- 髪の毛 (頭髪), ヒゲ, ワキ毛, 腕の毛など, 部位によって成長期・退行期・休止期の間隔は異なります. これを覚えておくことが重要です.

	成長期	退行期・休止期
頭髪	2 ～ 6年	退行期2 ～ 3週間, 休止期3 ～ 4ヶ月
まつ毛	30 ～ 45日	休止期100日
顎髭	4 ～ 14週	休止期10 ～ 18週
腕	6 ～ 12週	休止期7 ～ 13週
下肢	19 ～ 26週	休止期13 ～ 34週
わき毛	4ヶ月	休止期3ヶ月
VIO	1 ～ 2年	休止期1 ～ 1年半

❸ 顔面の血管と神経の走行

- 顔面には目や鼻などの重要な器官が複数存在し，筋肉の上には神経と血管が無数に走行しており，それを皮膚が覆っています．
- 美容領域では顔面の施術が数多くあり，安全な施術を行うためにも，これらの構造を知ることは必須項目です．

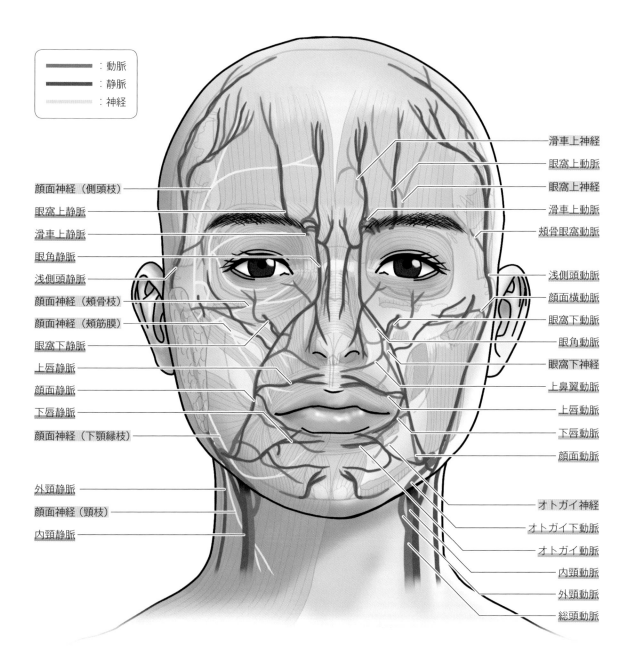

凡例
━━━ ：動脈
━━━ ：静脈
┈┈┈ ：神経

左側ラベル（上から）
- 顔面神経（側頭枝）
- 眼窩上静脈
- 滑車上静脈
- 眼角静脈
- 浅側頭静脈
- 顔面神経（頬骨枝）
- 顔面神経（頬筋膜）
- 眼窩下静脈
- 上唇静脈
- 顔面静脈
- 下唇静脈
- 顔面神経（下顎縁枝）
- 外頸静脈
- 顔面神経（頸枝）
- 内頸静脈

右側ラベル（上から）
- 滑車上神経
- 眼窩上動脈
- 眼窩上神経
- 滑車上動脈
- 頬骨眼窩動脈
- 浅側頭動脈
- 顔面横動脈
- 眼窩下動脈
- 眼角動脈
- 眼窩下神経
- 上鼻翼動脈
- 上唇動脈
- 下唇動脈
- 顔面動脈
- オトガイ神経
- オトガイ下動脈
- オトガイ動脈
- 内頸動脈
- 外頸動脈
- 総頸動脈

あらゆる手術・施術の
基礎となります.

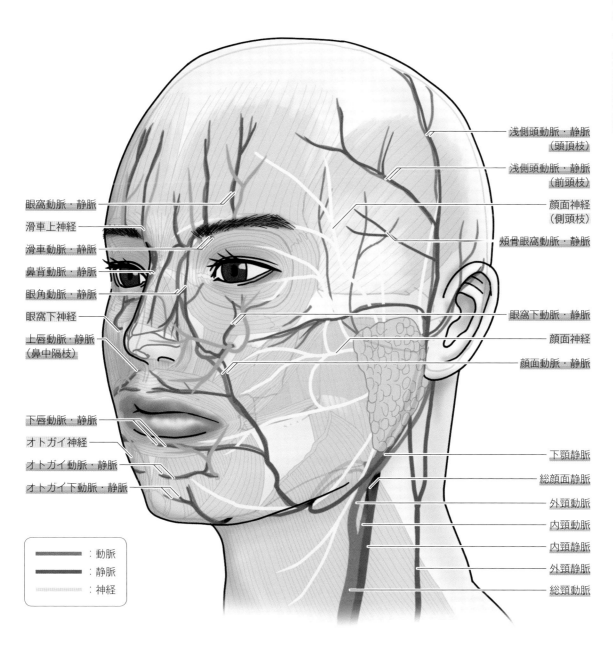

浅側頭動脈・静脈
（頭頂枝）

浅側頭動脈・静脈
（前頭枝）

顔面神経
（側頭枝）

頬骨眼窩動脈・静脈

眼窩動脈・静脈

滑車上神経

滑車動脈・静脈

鼻背動脈・静脈

眼角動脈・静脈

眼窩下神経

上唇動脈・静脈
（鼻中隔枝）

眼窩下動脈・静脈

顔面神経

顔面動脈・静脈

下唇動脈・静脈

オトガイ神経

オトガイ動脈・静脈

オトガイ下動脈・静脈

下顎静脈

総顔面静脈

外頸動脈

内頸動脈

内頸静脈

外頸静脈

総頸動脈

──── ：動脈
──── ：静脈
········ ：神経

❹ 皮疹の呼び方

- 皮膚の病態のことを皮疹（ひしん）と呼びます.
- 本書で登場する皮疹を中心に, 呼び方と意味を解説します.

紅斑（こうはん）

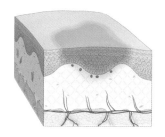

表皮内の毛細血管が拡張して, 赤く斑となった状態です. 皮疹のもっとも基本的な形です.

紫斑（しはん）

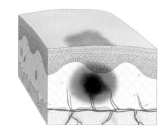

内出血の状態です. 青〜紫色の斑です.

白斑（はくはん）

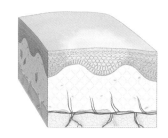

メラニンが抜けて, 白くなった斑です.

丘疹（きゅうしん）

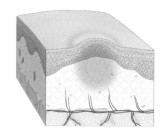

数mm程度の, 小さな盛り上がりです.

結節（けっせつ）

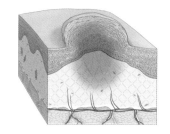

丘疹より大きな盛り上がりです. 皮膚科では直径1cm以上で結節と呼びます.

びらん

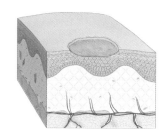

表皮が欠損した状態です.

潰瘍（かいよう）

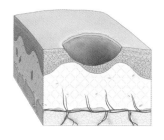

びらんの面積が大きくなった状態です.

面皰（めんぽう）

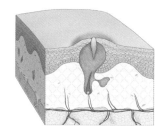

コメドともいいます. 毛包に皮脂や角質が詰まった状態をいいます.

色素沈着（しきそちんちゃく）

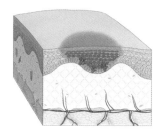

外的な要因でメラニンや他の色素が表皮に沈着した状態をいいます. レーザーの副作用として炎症後色素沈着があります.

Chapter *3*

美容クリニックの
接遇

美容クリニックの接遇

　美容クリニックでは，一般の病院と大きく異なる点があり，その一つとして患者の接遇があります．

　患者は同時に「お客様」であり，患者が快適に，不安なく施術を受けられるようにするのも看護師の役割の一つです．

　そのためにはお客様目線での接客と，看護のプロとしての両面が求められます．高級ブティックやホテルの接客を意識して，患者と向かい合います．当院では定期的に一流ホテルの接客マナーを学ぶプログラムを取り入れていて，身だしなみや姿勢，歩き方などを徹底的にチェックしています．

患者とのファーストコンタクト から見送りまで

＜手術（施術）前＞

❶ ファーストコンタクトは患者のプライバシーを最大限に配慮した声掛けから始まります．患者に近づいて，おさえめの声で「○○番の患者様」と声がけをします．パーティションで区切られたブースの中で問診表などを記入してもらいます．

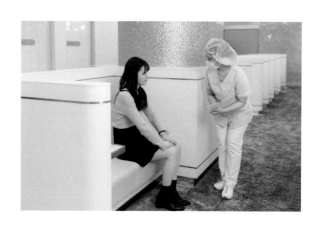

Memo

　患者さんへの向き合い方にマニュアルはありません．年齢・お悩み・施術などにより，患者さんが100人いたら100人違う接客になります．患者さんは多かれ少なかれ不安を持っていることが多く，誠実に悩みに向き合い，対応することが重要です．

❷ 診察室に誘導するときも，決して大声を出さずに声掛けを行い，番号札を預かります．アレルギー歴，既往歴，高血圧などを聞き，もしあった場合には医師に報告します．手術の場合は，使用している薬も必ず聞きます．

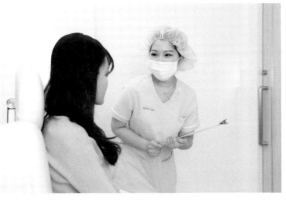 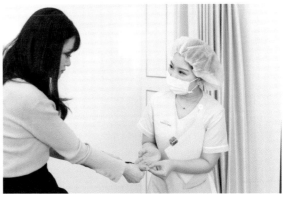

❸ 手術の場合には手術用の帽子を被ってもらいます．看護師が介助します．皮膚科施術の場合はターバンを巻きます．

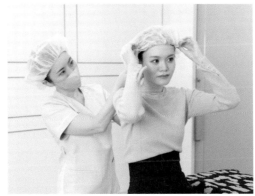 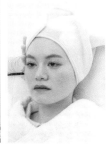

❹ ［手術の場合］部屋に入り，手術の準備をしていきます．血圧を測り，手術器具のチェックなどをします．

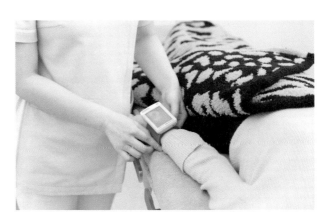

❺ 手鏡を患者にもってもらい，手術（あるいは施術）部位の確認をします．目元の場合
は右左などあるので，必ず指差し確認します．
その後，2人がかりで介助して患者に寝てもらいます．医師が入室して手術開始です．

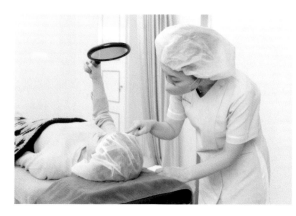
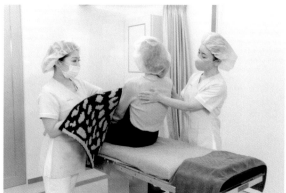

＜手術（施術）後＞

❻ 手術終了後，予後の説明および薬
の説明をします．（感染予防の抗生
物質と痛み止めなど）

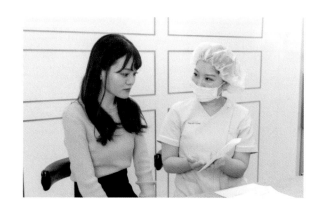

［予後の説明］

今後どのような経過をたどるか，どれぐらいの腫れが正常範囲内か，どれくらいの出血が正常範囲内
かを，必ず患者さんにお伝えします．腫れるのが心配な患者には，患者が落ち込まないように，どれく
らい腫れが続くか，どのくらいの目安で腫れがどの程度落ち着くか，ということを必ず伝えます．

❼ すべてが終了したら，エレベータ
までお見送りします．お辞儀は45°
を意識して，丁寧に行います．

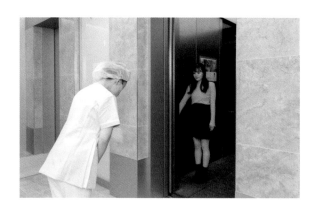

美容クリニックで行う業務（美容皮膚科）

- 切らないしわ・たるみ治療
- すっぴん美肌・つや肌治療（水光注射）
- ニキビ痕・毛穴治療
- 目の下のクマ治療
- ダウンタイムの少ないシミ・くすみ治療
- ほくろ・いぼ取り治療
- 美容点滴
- 医療レーザー脱毛
- メディカルアートメイク
- ワキガ治療

美容クリニックで行う業務（美容皮膚科）

1. 切らないしわ・たるみ治療

・総論・

しわ・たるみとは

　しわ・たるみは真皮内の膠原線維・弾性線維の減少や変性で，表皮が支えられなくなり，ゆるんだり落ち込んだりする状態を指します．真皮だけでなく，皮下組織の支えが弱くなることや，加齢による骨萎縮で骨がやせていくことも原因です．しわ・たるみをひきおこす原因としては加齢や日光曝露，機械的に反復する負荷（表情ジワなど）があります．

治療法の選択

　しわ・たるみのもととなる真皮・皮下組織のひきしめにはHIFUや高周波（サーマクール®）を選択します．より表面的なしわの対応として，加齢に伴う小じわや，骨萎縮によるボリューム低下にはヒアルロン酸注射，表情筋に伴う深いシワにはボツリヌストキシン注射を選択します．また，より強力な治療として糸リフトやフェイスリフトなどの手術があります．

治療法	治療内容	適応	効果	注意点
HIFU（ウルセラシステム）	超音波でSMAS層を加熱し，コラーゲンを生成する	顔全体のしわ・たるみ	中〜大	高周波より深い部分にきく一方，高周波より術後の痛みや腫れがやや強い
高周波（サーマクール）	高周波で皮下組織を加熱し，コラーゲンを生成する	顔全体のしわ・たるみ	中	比較的安全だが，効果は機種によってさまざま
ポテンツァ	マイクロニードルを用いる．ダーマペン，高周波，水光注射が一体となった機器	顔全体のしわ・たるみ	中	総合美肌治療機器として，1台で幅広い肌の悩みに対応できる
ヒアルロン酸注射	シワの谷間をヒアルロン酸で埋めたり深いところから持ち上げる	目尻の小じわ，ほうれい線など	中	効果の持続は1年〜1年半で，吸収されたら打ち直す必要がある
ボツリヌストキシン注射	神経作用で表情筋の動きを鈍くする	表情筋の深いしわ，ゴルゴライン	中	効果の持続は半年で，薬効が切れたら打ち直す必要がある
糸リフト	皮膚の下に糸をいれて引っ張る	顔全体のしわ・たるみ	中〜大	糸は約1年で吸収される．リフトアップ効果は高い
フェイスリフト	切開して直接筋膜を引き上げる	顔全体のしわ・たるみ	大	効果は半永久．顔にメスをいれることに抵抗がある人もいる

美容クリニックで行う業務（美容皮膚科）

1．切らないしわ・たるみ治療

01 HIFU（ウルセラ®システム）

必須理解度：★★★　難易度：★★★
施術：医師（看護師が施術するクリニックあり）

HIFU（ウルセラ®システム）とは

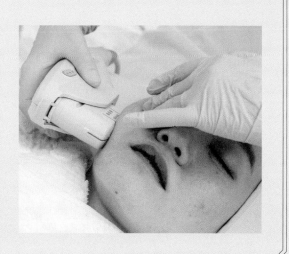

　高密度の超音波を熱エネルギーに変える HIFU（ウルセラ®システム等）という機器を使い，皮膚の一番深い筋膜の層まで熱エネルギーを加えることで筋肉そのものを引き上げ，たるみを解消する施術です．

　超音波により筋膜（SMAS）付近までエネルギーが達するため，今までの高周波装置より根本の筋肉（表在性筋膜）を引き締めることができます．

［看護師の役割］

　たいへん強力な治療のため，当院では顔面の解剖に熟知した医師が施術します．クリニックによっては医師の指導を受けた看護師が施術することもありますが，最低でも神経損傷をおこさないよう，とくに顔面神経の走行について熟知しておく必要があります．

HIFU の概要

適応・禁忌

適応：身体にメスを入れることなく肌を引き上げ，たるみをしっかりと改善したい人

禁忌：顔・首に傷のある方／顔・首に重度の嚢胞性痤瘡のある人

治療期間

1回/1年

利点と欠点

利点：メスを入れない治療の中ではもっとも効果が高く，1回の施術ですぐにリフトアップ効果を実感できるうえ，1〜2カ月かけてさらに引き締まっていき，小顔効果も期待できます．ダウンタイムはほとんどありません．

欠点：照射する出力やショット数によっては痛みや赤みが生じることがあり，皮膚の薄い部分に照射すると神経を損傷するリスクがあります．とくに痩せている方は痛みを感じやすくなるため，照射する深さや出力数に配慮しながら治療する必要があります．

事前の確認・注意点

• 施術前の問診で禁忌事項に該当しないかどうかを患者に確認しておきます．

• 安全を確保するため当院では医師が施術しますが，看護師が行うクリニックもあります．その場合には神経損傷をおこさないよう，とくに顔面神経の走行について，どこにどれくらいの深さまで神経が通っているか，施術者は確実に把握しておきましょう．

Memo

HIFU（ハイフ）とは

High Intensity Focused Ultrasoundの略で，日本語では「高密度焦点式超音波」．超音波により，焦点を絞ってピンポイントで60℃程度の熱を筋膜まで加えることができるというものです．筋膜が収縮し，ダメージを受けた部分を修復するとき肌の内部でコラーゲンが生成される生体反応を利用して，たるみを改善するという施術です．

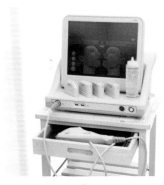

図1 Ulthera® system

Memo

ウルセラシステムとは（図1）

Ulthera® system．アメリカ食品医薬品局（FDA）で初めてリフトアップ効果があると認められた医療機器です．「切らないフェイスリフト」と呼ばれています．当クリニックではFDA認可のものを採用しています．他にもダブロ，ウルトラセルQプラス，ウルトラフォーマーⅢ，コントレックスなど，複数メーカーの機器が存在します．クリニックによっては看護師が処置を行っているところが多いです．

治 療 の 手 順

準備と前処置（看護師）

1 皮膚の深いところにまで熱が通るため，部位によっては痛みを感じる場合があること，突然顔を動かすと不具合が生じるため，必ず「痛いときは手をあげてお知らせください」と伝えておく．

2 照射部位にジェル（エコー用のゼリー）を塗る．

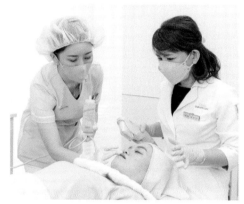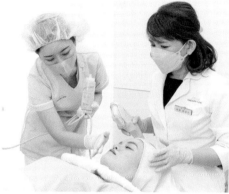

図2　照射部位にジェル（エコー用のゼリー）を塗る

3 エコー機器および各種カートリッジを揃える（作用する皮下までの深さが0.4 〜 4.5mmまで，長短さまざまな長さのカートリッジがあり，施術する部位などによって使い分ける）．

実際の処置（医師/クリニックによっては看護師も）

　ハンドピースを肌に当て，エコー（超音波）画面で皮下組織を見ながら施術（図3）．神経や骨のある部位（額など）を避けてスライドさせながら照射していく（図4）．

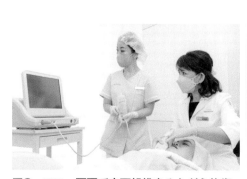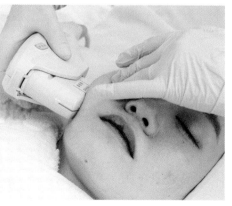

図3　エコー画面で皮下組織をみながら施術

図4　神経や骨のある部位を避けてスライドしながら照射

ハンドピースを当てる範囲

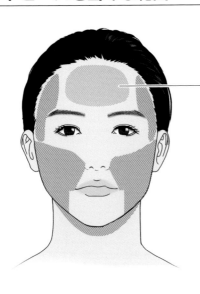

• 顔全体が対象となります.

緑領域：ハンドピースによるが，一時的に腫れが生じやすいエリア

赤領域：ハンドピースを当てる範囲

施術中の介助（看護師）

• ジェルが乾かないよう，適量（多すぎず，少なすぎず）を補充する（図5）.

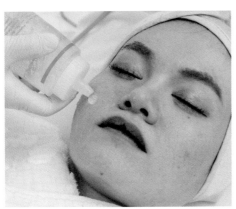
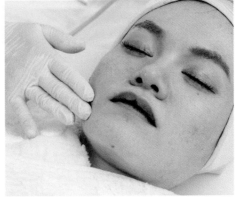

図5　施術中，ジェルが乾かないよう，適宜補充する

• 医師の手の動きに合わせ，患者さんの顔などに当たらないように機器のケーブルなどを
保持・調整する（図6）.

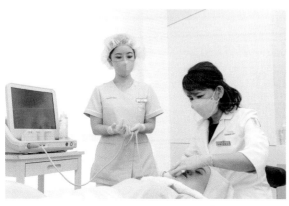
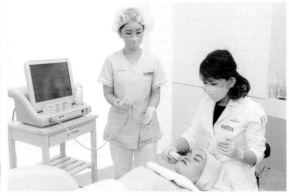

図6　看護師は機械が絡まないようケーブルを持ちながら補助する

- 痩せていて脂肪の少ない人は短いカートリッジを選択するなど，皮膚や脂肪の厚みに応じて適正なカートリッジを選ぶ（医師が判断し，看護師が取り揃える）．看護師が施術する場合は皮膚の構造や神経の走行などについて，相応の知識と施術の熟練が必要．
- 施術の途中で痛みや熱さを感じていないか，声がけをする．

後処理・患者指導（看護師）

後処理：ジェルをきれいに拭き取り，施術部位に赤みなどが生じていないか，よく確認する．患者自身で洗顔および保湿等のスキンケアをしていただく．

患者指導：①当日はアルコールの摂取やサウナ，激しい運動は避けてもらうこと（血行がよくなり，腫れが生じやすくなるため），②額を施術した人は当日の洗髪はしないこと（頭がピリピリする人もいるため），を伝える．

気をつけるべき

合併症と対応

- 軽い痛みは生じますが，施術後数時間〜数日で治まります．
- とくに痩せている人は照射の仕方によっては神経損傷がおこり，筋肉痛のような感覚が残ることがあります．その場合には神経損傷を修復するビタミン剤を処方しますが，1カ月程度で治まります．

注意!

HIFUの看護師施術をするクリニックで，神経損傷などのトラブルがおこっています．痛みは施術するうえでのサインにもなります．麻酔下で施術する場合は，十分な注意が必要です．

美容クリニックで行う業務（美容皮膚科）

1. 切らないしわ・たるみ治療

02 高周波治療（サーマクール®）

必須理解度：★★★　難易度：★★
施術：医師（看護師が施術する施設もあり．その場合の難易度★★★）

高周波（サーマクール®）の仕組み

　高周波を用いた治療機器（サーマクールFLX など）により，皮膚の表面から皮下組織（脂肪層）まで電気的な熱エネルギーを加え，コラーゲンの生成を促進する施術です．肌を引き締め，首から顔にかけてのたるみ改善・タイトニング効果が期待できます．

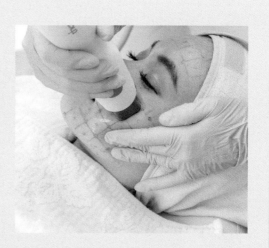

[看護師の役割]

　当院では施術は医師が行い，看護師は補助を行います．看護師が施術を行う施設もあります．顔と体で難易度が異なります．（顔は神経の通り道に注意する必要があり，難易度が高くなります）

注意!

　この施術では身体に対極板をつけるため，全身に電気的熱エネルギーが通ります．このため，ペースメーカーや骨折などのときの金属プレート，インプラントなどを体内に入れている方は，熱が加わるリスクがあるため**禁忌**となります．

高周波治療（サーマクール®）の概要

適応・禁忌

適応：身体にメスを入れることなく肌を引き締めたい，たるみを改善したい人

禁忌：身体にペースメーカーや金属類を入れている人／妊娠中，不妊治療中，授乳中の人／日焼け直後など，赤みが強い場合など

治療期間

1回/半年～1年

利点と欠点

利点：照射系の機器の中では治療効果が高く，半年～1年程度持続しますので，手術をしたくない人にはお勧めです．ダウンタイムはほとんどありません．

欠点：額やカーブの部分に，若干の痛みを感じることがあります．メスを入れる外科的な手術に比べれば，たるみなどの改善効果はゆるやかです．

事前の確認・注意点

• 施術前の問診で禁忌事項に該当しないかどうかを患者に確認しておきます．

• エタノールを使用するので，アルコールに対するアレルギーがないかどうかを確認します．

• 神経の通り道や骨に近い部位に照射する場合には，若干の熱さや痛みを感じることがある等の注意事項を，あらかじめお伝えしておきます．

高周波治療とは？

ラジオ波（radio frequency：RF）ともよばれる周波数の比較的高い電磁波．皮膚に高周波の熱を加えることにより真皮細胞が傷つき，修復される過程でコラーゲンの生成が促されることを利用した治療法です．高周波治療にはモノポーラ型，バイポーラ型，ユニポーラ型の3つのタイプがあり，サーマクール®はモノポーラ型にあたります．

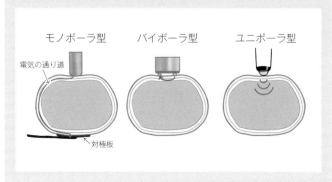

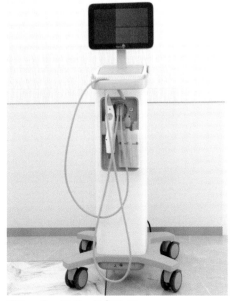

図1　サーマクール® FLX
提供：株式会社ジェイメック

治 療 の 手 順

準備と前処置（看護師）

1　指輪やネックレス，時計などの貴金属類などすべて外すよう声掛けし，メイクも落としてもらう．

※電流が流れるため，金属類が残っているとたいへん危険です．身につけた金属類だけでなく，体内に金属ボルトやペースメーカが入っていないか，必ず確認してください．

2　患者さんの身体をエタノールで拭き，背中に対極板を貼る．（図2）

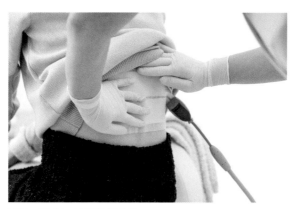

図2　背中に対極板を貼る

なぜ対極板が必要？

モノポーラ型ではハンドピース側と対極板に1つずつ電極があり，対極板は高周波電流を機器本体に戻す役割があります．電流は抵抗が高いところから低いところへ流れるため，身体を通って抵抗の少ない対極板へ電流を流し，安全に高周波を回収することができます．

3　マーキング用の転写式ペーパーシートを施術部に当て，転写していく．（図3，4）

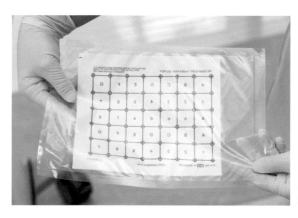

図3　照射する部位が確認できるよう，専用の転写式ペーパーシートでマーキングを行う

転写式ペーパーシート．照射部位の領域ごとに記号がふってある．

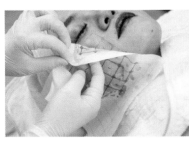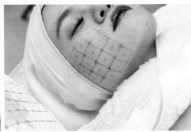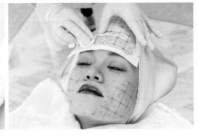

図4　両頬，額部にシートをあて，アルコールで転写する

4　通電をスムーズにするため，施術部にジェルを塗布する．

Memo

なぜ麻酔をしないの？

熱さや痛みは，やけどなどの危険時にはメルクマール（目印）になります．他施設の話ですが，静脈麻酔で眠らせて，看護師施術で照射して，患者に大やけどをさせて訴訟問題になった事例があります．**完全に痛みをなくしての治療にはリスクもあることを覚えておいてください**．

実際の処置（医師）

- マーキングのマス目を目安に，ハンドピースを当てていく（図5）．

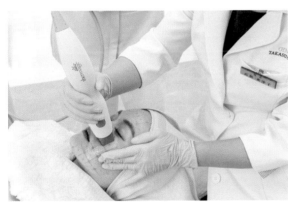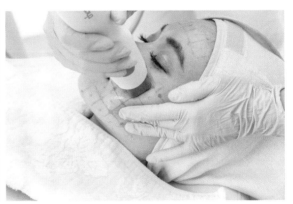

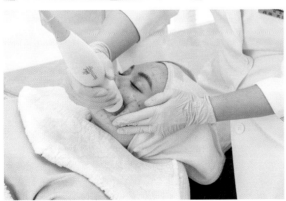

図5　記号の順番にハンドピースを当てていく

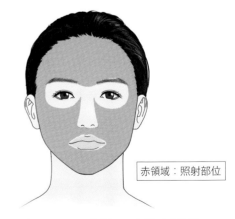

赤領域：照射部位

図6　サーマクールのハンドピースを当てる範囲
顔全体に当てていく．

Memo
サーマクール施術時のコツと注意点……

• 頬骨や顎など，曲がっている部分に当てるときには，接置面を垂直にしたり，まわりの皮膚を寄せて密着するよう工夫します．

• 神経が集中している部分に当てるときには，照射出力を低くしたりパス数を減らしたり工夫します．

施術中の介助（看護師）

• 医師の手の動きに合わせ，患者さんの顔などに当たらないように機器のケーブルなどを保持・調整する（図7）．

• 施術中にジェルが乾かないように補充を行う．

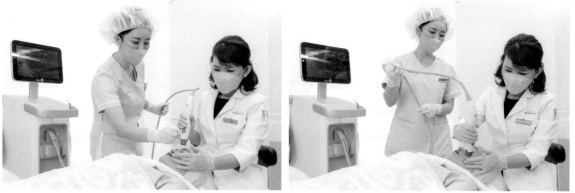

図7　看護師は施術中は患者さんの顔にかからないよう注意しながらケーブルを保持するなど，ドクターのサポートに徹する

後処理・患者指導（看護師）

後処理：①マーキングをきれいに落とし，施術部位に赤みなどが生じていないかよく確認する．②背中の対極板を外す．③患者自身で洗顔および保湿等のスキンケアをしてもらう．

患者指導：紫外線対策の日焼け止めクリームは必ず塗るように指導し，2～3日は赤みや腫れぼったさが残ること，徐々にコラーゲンが生成され，1カ月を目安にぐっと引き締め効果が現れるので，即時に変化がなくても，あせらず様子をみるように伝える．

気をつけるべき
合併症と対応

• 重篤な合併症の報告はありませんが，まれに額やカーブの部分に軽いやけどの炎症による赤み，腫れが出る場合があります．そのときはストロングクラスのステロイド外用薬（リンデロン®軟膏等）を処方し，赤みのある部分に薄く塗っていただくよう伝えます．

美容クリニックで行う業務（美容皮膚科）

1. 切らないしわ・たるみ治療

03 ヒアルロン酸注入療法

必須理解度：★★★　難易度：★★　施術：医師

ヒアルロン酸注入療法とは

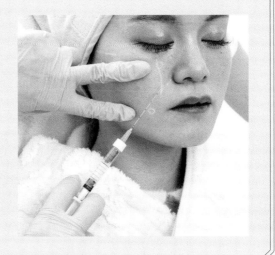

　ヒアルロン酸はもともと生体内にある保水力をもつ成分です．皮下に注入してたるみやくぼみを改善したり，ほうれい線などを目立たなくしたりする効果があり，肌のはりや弾力を戻す効果も期待されています．製剤には軟らかいものから硬いものまでさまざまな硬さと種類があり，注入する場所によって使い分けます．また，痩せている人と肉づきのよい人では選ぶ製剤も変わるため，患者さんに合わせたオーダーメイド施術となります．

看護師の役割

　施術は医師が行い，看護師は介助を行います．ヒアルロン酸の種類によって使う針の太さなどの選択と準備も看護師の仕事です．介助の際には顔面の構造を理解し，適切な介助を行う必要があります．注入療法は美容クリニックでは必須のメニューなので，必ず理解しておく必要があります．

ヒアルロン酸注入療法 の概要

適応・禁忌

適応：目元や口元の小じわ，ほうれい線，肌全体のハリ・ツヤ

禁忌：妊娠中，不妊治療中，授乳中の方，過去にアレルギーのある人

治療期間

1回/1 ～ 2年

利点と欠点

利点：もともと身体の中にある成分なのでアレルギー反応がおこりにくく，徐々に吸収されていきます．ほうれい線の原因となる加齢によるたるみを本来のポジションに戻す効果も期待できます．ダウンタイムもほとんどありません．

欠点：多く打ちすぎたり，血管に当たると塞栓（血管が詰まること）や血行障害をおこす可能性があります．

事前の確認・注意点

・施術前の問診で禁忌事項に該当しないかどうかを患者に確認しておきます．

・顔の施術がほとんどなので，表情筋の構造，血管の走行を理解しておきます．

・塞栓や失明など，場合によってはリスクのある治療であること，また，その際どんなサインが現れるかを認識しておきましょう．

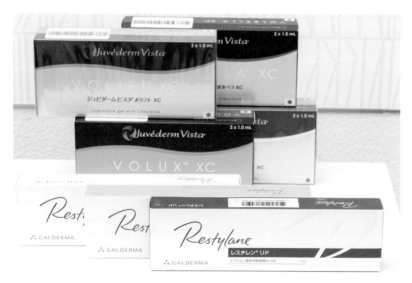

図1　使用するヒアルロン酸の例
（アッヴィ合同会社 アラガン・エステティックス ジュビダームシリーズ，
ガルデルマ社レスチレンシリーズ）

> *Memo*
> **ヒアルロン酸の種類……**
> ヒアルロン酸は架橋・非架橋（→p.64）に分かれます．架橋度が高いほど高密度で長期持続します．固さも異なるため部位によりケースバイケースですが，一般には架橋度の高いヒアルロン酸注入が効果が高いですが，その分高価となります．

治 療 の 手 順

準備（看護師）

1 医師がオーダーしたヒアルロン酸および必要な針をセットで準備する．患者確認用の手鏡等も揃えておく（**図2，3**）．

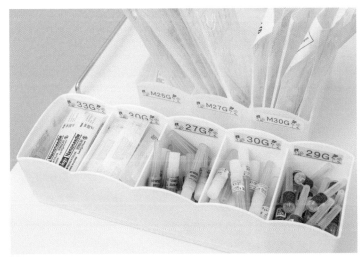

図2　29G〜33Gの鋭針と，25G〜30Gのカニューレ（p.49も参照）．

Memo
針の選び方……
針の選択と準備は看護師の大切な仕事です．架橋度が高い（粘度の高い）製剤を用いるときは，太い（27〜29G）針になり，架橋度の低い（粘度の低い）製剤であれば細い（29〜30G）針（カニューレ）になります．

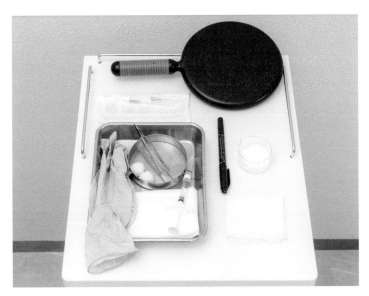

図3　ヒアルロン酸注入に用いるセット

2　カルテを確認し，施術部位に麻酔クリームを塗る（図4）.

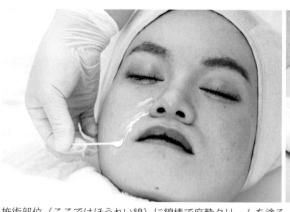
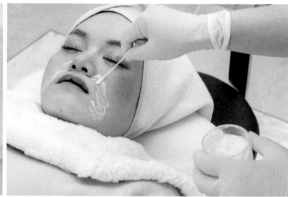

施術部位（ここではほうれい線）に綿棒で麻酔クリームを塗る

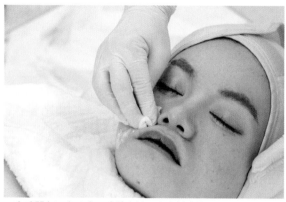
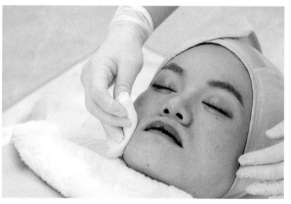

一定時間おいたのち，麻酔クリームを拭き取る

図4　麻酔クリームを塗る

3　座位で施術できるように施術台を調整し，患者と背もたれの間にタオルを入れる.
（注射を打ちやすくするため）

4　麻酔が効いてくる5 ～ 10分後に麻酔クリームをアルコール綿で拭き，余分な水分などもしっかりと拭き取る.

実際の処置（医師）

1 打つ場所をデザインする（印をつける，図5，6）.

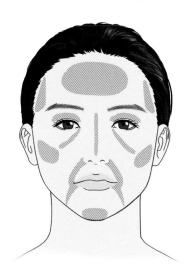

赤領域：ヒアルロン酸をよく打つ場所

図6　ヒアルロン酸を特によく打つ場所
額，目尻，目元，眉間，ほうれい線，唇，口角，マリオネットライン，頬のくぼみなど.

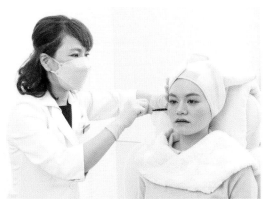
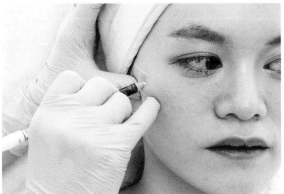
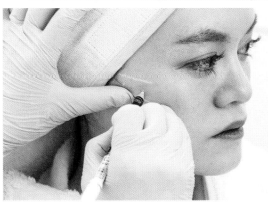
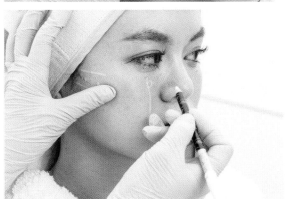

図6　医師がマーカーでマーキングを行う（図は頬のリフトアップ目的で注入するためのマーキング）

ヒアルロン酸注入療法

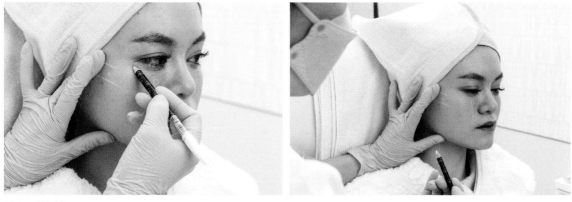

図6 （続き）

2 患者に手鏡を渡し，ヒアルロン酸を注入する場所と注入前の肌の状態を確認してもらう（図7）．

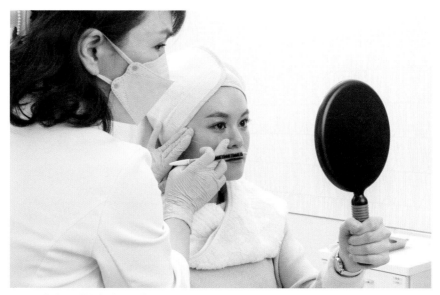

図7 患者に手鏡を渡し，注入する場所と注入前の肌の状態を確認してもらう

3 看護師が施術部位を消毒した後，ヒアルロン酸製剤を注入（医師）．

施術中の介助（看護師）

- 医師が注射しやすいように患者の顔を支えたり，肌を押さえたりなどのサポートをする（図8）．

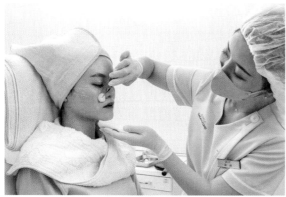

注射前にオスバン®で消毒する．

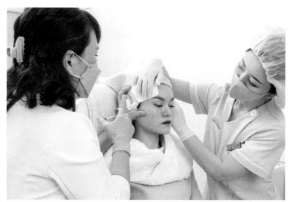

頬への注入の介助．

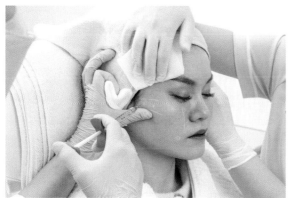

前図のアップ．

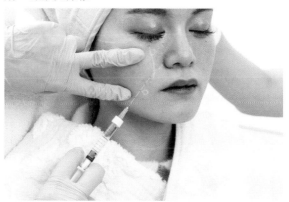

ほうれい線への注入．

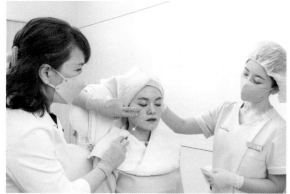

ほうれい線への注入の介助．（顔の反対側を押さえる）
ヒアルロン酸注入用のマイクロカニューレを使用

図8　施術と看護師の介助

Memo
リスク回避のための工夫

通常の鋭針は血管を貫きやすいため，当院では入れる場所によっては尖端が丸い特殊なカニューレ針（純針）を使用してリスクを回避しています（図9）．

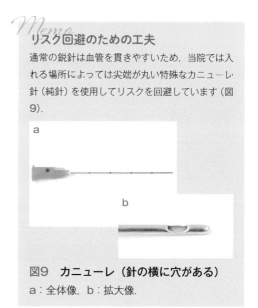

図9　カニューレ（針の横に穴がある）
a：全体像，b：拡大像．

後処理・患者指導（看護師）

後処理：施術部位の印をメーク落とし等で拭き取り，5〜10分程度アイスノンで冷やす．このとき，施術部位の色が変わっていないか，痛みや赤みなどの塞栓のサインが出ていないか，注意深く観察を行う．

患者指導：腫れや少しの痛みはすぐにひくこと，3〜10日後から徐々に効果を実感できることを伝える．内出血がひどくなるため，施術当日はアルコールの摂取やサウナ，激しい運動は控えてもらう．血行障害は数日後にあらわれる場合もあるため，「数日間は様子をみてください」などの声掛けも行う．

気をつけるべき

合併症と対応

- まれながら，動脈塞栓をおこす場合があります．また，注入部位のずれなどによる失明や鼻先の壊死，さらに遅発性のアレルギー反応をおこす例などもごくまれに報告されています．
- 塞栓のサインである痛みや赤みがみられた場合には，すぐさま医師に報告し，ヒアルロン酸を溶解する薬（図10）を入れてもらいます（ヒアルロン酸を溶かすことにより血管の圧迫が解除でき，トラブルを防げるため）．看護師の注意深い観察や速やかに医師へつなげる迅速な対応が医療事故を予防します．

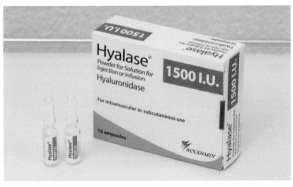

図10　ヒアルロン酸溶解薬
　　　（ヒアルロニダーゼ）
　　　（提供：株式会社ウェルハート）

美容クリニックで行う業務（美容皮膚科）

1. 切らないしわ・たるみ治療

04 ボツリヌストキシン注入療法

必須理解度：★★★　難易度：★　施術：医師

ボツリヌストキシン注入療法とは

　筋肉の動きを麻痺させる働きがあるボツリヌストキシンは，適度な濃度に調製された製剤（ボトックスビスタ®等）を注射することで，主に表情筋のシワを目立たなくする効果が期待できます．目尻のシワ，唇の縦ジワの改善や，新たなシワを刻みにくくする効果も期待できます．また，筋肉の緊張をほぐし，筋肉を痩せさせる効果もあるため，エラを目立たなくする施術やふくらはぎを細くする施術，さらに汗の分泌を抑える効果を利用してワキ汗やワキガの治療などにも使われます．

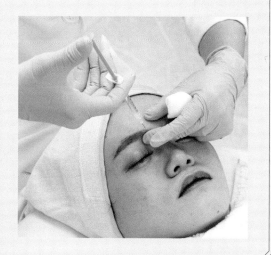

［看護師の役割］

　医師が施術するため，看護師は補助を行います．介助の際には，顔の筋肉や神経の配置を理解しておくことが必要です．また，薬剤の調製・失活は看護師が行いますが，その際にはボツリヌストキシンの特性をよく理解し，事故を起こさないことが求められます．非常に強力な神経作用があるため，取り扱いには注意が必要です．

ボツリヌストキシン注入療法 の概要

適応・禁忌

適応：頑固な表情ジワの改善，小顔

禁忌：妊娠中，不妊治療中，授乳中の人

治療期間

1回/1週間〜10日くらいで効いてきます（注射直後にはまだ効果は出ません）．1回の注射で半年ほど効果が持続します．

利点と欠点

利点：頑固な表情ジワの改善，シワが深く刻み込まれるのを防ぐことができるため，くり返し施術をしていくと，高齢になってもシワがそれほど深くならない傾向にあります．また，筋肉の動きを麻痺させる働きを利用して，幅広い身体の悩みに応用できます．エラに打つことで筋肉を収縮させ，小顔効果も期待できます．

欠点：内出血をおこすことがあります．また，多く打ちすぎると，筋肉の麻痺をすぐに元に戻すことができません．中和剤もありますが著効しないため，製剤の効果が薄れてくる半年近く待っていただく可能性があります．

事前の確認・注意点

- 施術前の問診で禁忌事項に該当しないかどうかを，患者に確認します．
- 施術内容によって使用製剤や針の長さが変わるため，施術目的がシワの緩和なのか筋肉を痩せさせるためなのか，確認します．
- とくに顔に注射する場合には，表情筋の構造をしっかりと理解しておくことが大切です．

Memo ボツリヌストキシンについて

ボツリヌス菌から毒性を除いた成分で，筋肉の動き・収縮を妨げる役割があります．製剤にはボトックスビスタ®やDysport®，Bocouture®などさまざまな種類があり，目的に合わせて注入する皮膚からの深さや量が異なります．シワ取り以外に，眼瞼痙攣やワキ汗の抑制などにも適応があります．

Memo ボツリヌストキシンが皮膚に触れたら……

すみやかに0.5%次亜塩素酸ナトリウム溶液で洗い，水で洗い流します．

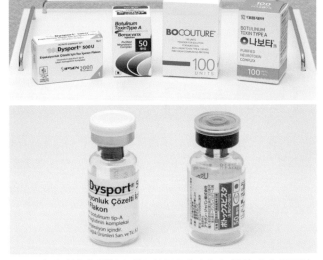

図1　さまざまな種類のボツリヌストキシン製剤（バイアル）（提供：株式会社ウェルハート，アッヴィ合同会社）

治療の手順

準備と前処置（看護師）

1 ①医師の指示に従い，粉末状のボツリヌストキシンを生理食塩水に溶かして製剤を作る．バイアルに調製用の注射針を刺し，生理食塩水を適量注入する．バイアルを静かに回転させ，粉末を溶解する．激しく撹拌してしまうと，薬剤の変性をひきおこす可能性がある．ボツリヌストキシンは安定性が低いため，調製後はすみやかに使用する．

②施術前に，ボツリヌストキシン注射のための施術セットを用意する．（図2）

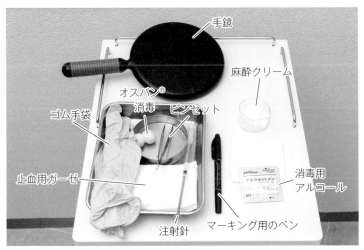

図2　施術前に準備するもの

手鏡，麻酔クリーム，ゴム手袋，脱脂綿，ピンセット，止血用ガーゼ，注射針，マーキング用のペン，消毒用のオスバン®およびアルコールを準備する．

③適確な長さの針を必要分用意する（目的別に製剤の単位数や使用針の長さが異なるため）．

重要！

Memo
薬液の取り違え事故を防ぐために

美容外科では，例えばホクロの除去をしながらシワ改善治療というように，同時に何種類かの治療を行うことがあり，いずれも薬液は透明なため，**取り違えがおこる可能性**もあります．当院ではボツリヌストキシンなど薬剤が入っているものは色付きのシリンジ，麻酔液は透明のシリンジというように，色を変えることで事故を防止するようにしています（図3）．こういったリスク回避ための院内ルールを作ることも，看護師の重要な仕事です．

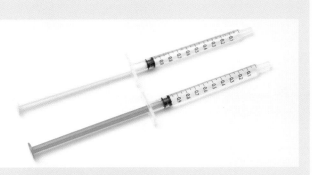

図3　麻酔液，製剤，生理食塩水ともに透明なため，シリンジの色別に分け，医療事故を防止する

2　医師が記載したカルテを確認し，施術部位に麻酔クリームを塗る（図4）．（なお，人によっては麻酔クリームで赤みが出る場合もあるので，都度患者さんの顔色等を確認する）

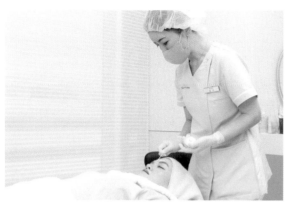
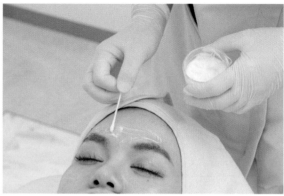

図4　医師がカルテに記載した施術部位を確認しながら綿棒等で麻酔クリームを塗布する（看護師）

3　5～10分後に麻酔クリームをガーゼで拭き，余分な水分などもしっかりと拭き取る．（図5）

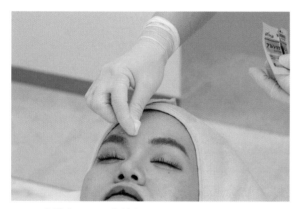
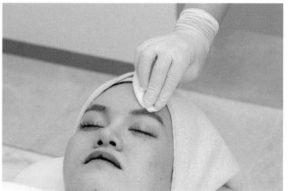

図5　麻酔クリームを拭き取る

4　施術部位を消毒する．

実際の処置（医師）

1 打つ場所をデザインする（印をつける）（図6）.

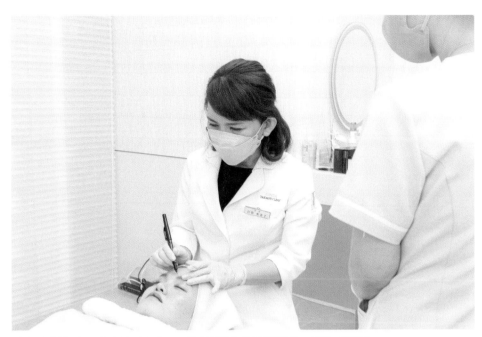

図6　眉間にシワを寄せてもらい，注射部位に医師が印をつける（医師）

2 同部を消毒し（看護師）（図7），ボツリヌストキシンを注入する（医師）（図8，9）.
微量ながら出血するので，ガーゼで押さえ，止血する.

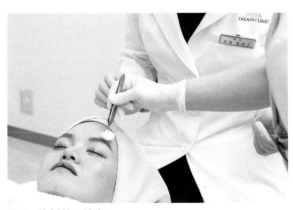

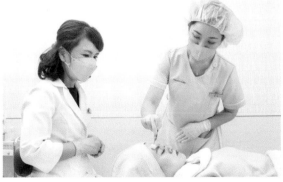

図7　注射前の消毒

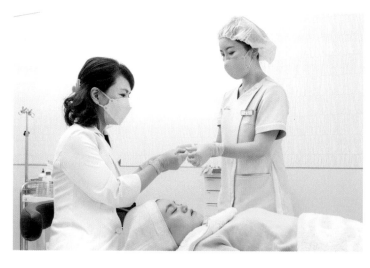

図8　注入（医師）
薬液の入った注射器を
医師に渡す（看護師）．

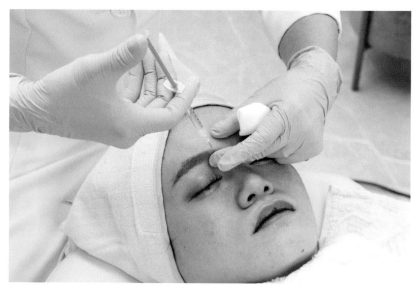

医師が注入する．

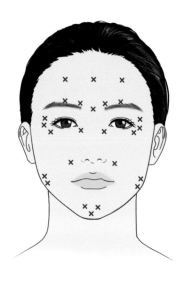

×：ボツリヌストキシンの
注射箇所

図9　ボツリヌストキシンの注入箇所
額の横じわ，眉間の縦じわ，目尻の笑いじ
わなど，表情筋の過剰な動きを和らげるこ
とで，しわの原因そのものを断ちます．

施術中の介助（看護師）

• 消毒およびガーゼなどの補充，止血のサポート等を行う．

後処理・患者指導（看護師）

後処理：完全に止血できてから施術部位の印をメーク落とし等で拭き取り（図10），5～
10分程度アイスノンで冷やす（図11）．
なお，使用したボトックス製剤は適切に失活させ，廃棄する．

患者指導：おもに①腫れはすぐにひくこと，②打った直後には効果はあらわれず，3～
10日かけて徐々に効果を実感できること，③内出血が悪化しないよう，施術当
日はアルコールの摂取やサウナ，激しい運動は控える，の3点を伝える．

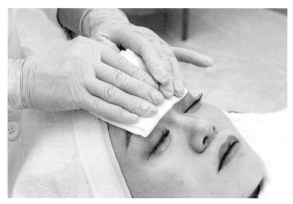
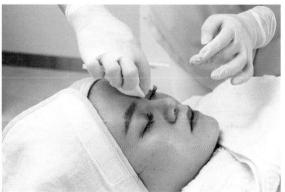

図10　施術終了後に，メイク落としでマークを除去する

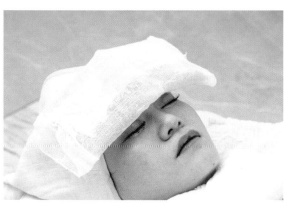

図11　アイスノンで5～10分程度，
施術部位を冷やす

気をつけるべき
合併症と対応

• 軽度の内出血をおこしますが数日でよくなります．
• 眉間のシワに関して，薬液が下のほうに流れることで，まれに眼瞼下垂をおこす
こともあります．ボツリヌストキシンの効果がなくなるとともに改善し，元に戻
るので心配ないことを伝えます．

美容クリニックで行う業務（美容皮膚科）

2. すっぴん美肌・つや肌治療（水光注射）

・総論・

水 光 注 射 と は

　水光注射はもともとはヨーロッパでメソセラピー（注射による直接注入による治療）として生まれ，韓国で人気となった施術で，透明感のある肌（水光皮膚）を求めて，皮膚全体への直接的なアプローチを行う治療です．皮膚に直接，ヒアルロン酸や成長因子などの成分を機械で注入することで行います．以前は手打ちで行っていましたが，均一な深さ・均一な量で自動的に注入できる機器が開発されたことで，この治療法が広まりました．
（※皮膚の中のメラニンや，ニキビ痕など，特定の標的を除去する目的の治療は3～6章に詳解します．）

治 療 法 の 選 択

　ヒアルロン酸，最近はやりのアミノ酸を含むスキンブースター製剤やポリ乳酸，患者の自己多血小板血漿（PRP）や自己血サイトカインリッチ血清（ACRS），幹細胞培養上清液（エクソソーム）などの再生因子を，患者に合わせて選択して，直接肌の浅い部分に注入します．ヒアルロン酸注入は即効性があります．一方で再生因子は肌質を皮膚の内側から変えることが期待できます．

　注入機器としてメソガン，ダーマシャインなどがあり，本項ではメソガンとダーマシャインの扱い方について解説します．

Chapter 4

美容クリニックで行う業務（美容皮膚科）

2. すっぴん美肌・つや肌治療（水光注射）

① メソガン

必須理解度★　難易度：★★★

施術：医師（看護師が施術するクリニックあり）

メソガンとは

水光注射のひとつであり，名前のとおり拳銃のような形をしている皮内注射用の小型注入器です．一定の深さに高速注入することができ，痛みはほとんどありません．シワの改善を目的としたヒアルロン酸によるエイジングケアのほか，血小板血漿（PRP）による育毛のメソセラピーなど，導入剤によってさまざまな施術が可能です．

本項ではとくに機会の多い，育毛目的の頭皮への注入を例に解説します．

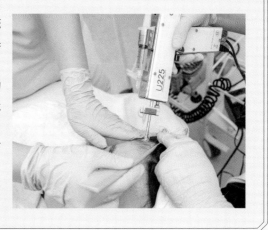

［看護師の役割］

● 水光注射より深い場所に針を刺すため，当院では医師が施術しています．注入する薬剤（PRPなど）の用意は看護師がします．

メソガン の概要

適応・禁忌

適応：広く加齢による肌の悩みをもつ人，育毛を望む人

禁忌：妊娠中，不妊治療中，授乳中の人／金属アレルギーの人／治療部位に傷がある人／機械性蕁麻疹のある人

治療期間

1回/2 〜 4週間（目的に応じてさまざま）

利点と欠点

利点：針が1本なので，目元のシワや小鼻の毛穴など，細かい部分への注入も可能です．針の深さや薬剤を変えることで美肌治療にも育毛治療にも広く使えます．水光注射より深い位置への注入が可能です．

欠点：軽度の赤みや内出血がおこる場合があります．PRP療法を行う場合には，患者さん自身の血液からPRPを作製します．ACRSの場合は作製に3時間程度お待ちいただくか，別日での施術となります．

事前の確認・注意点

- 施術前の問診で禁忌事項に該当しないかどうかを患者に確認しておきます．
- 医師の指示に従い，使用する製剤を準備します．
- 注入時にカタカタカタカタ……というショット音がすること，施術中に痛みなどがある場合には手をあげて知らせていただくよう，あらかじめお伝えしておきます．

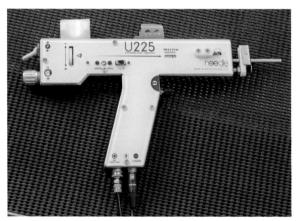

図1　メソガン
　　（U225フレンチショット）

Memo

メソガンについて……

当院で使っているU225フレンチショット（図1）は，1分間で425発という高速で注入できるため，痛みが軽減され，施術時間も少なくてすむという特長があります．育毛メソセラピーの最新機器として注目されています．

治療の手順（メソガンによるPRP育毛治療の場合）

準備と前処置（看護師）

1. メイクを落とし，洗顔してもらう．
2. 医療用手袋とゴーグル，マスクを着用する（PRPなど血液由来製剤を使う場合には，血液を扱うときと同様に，施術者も介助者も感染予防を徹底する）．
3. 施術部位に麻酔クリームを塗る．
4. 麻酔が効いてくる約15分後に麻酔クリームをガーゼで拭き，余分な水分などもしっかりと取る．

※育毛治療の場合には麻酔クリームを頭髪に塗りますが，髪の毛のベタつきが気になる患者さんには，あらかじめロキソプロフェンなど局所麻酔の痛みを軽減する鎮痛剤を飲んでいただくことがあります．

実際の処置（医師）

1. 医療用手袋とゴーグル，マスクを着用し，打つ場所をデザインする（印をつける）．
2. 麻酔が効いていることを確認して，メソガンで薬剤を注入する（図2）．

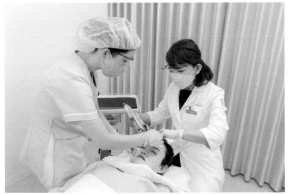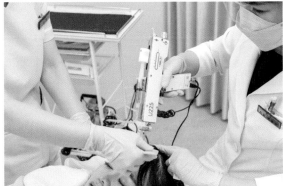

図2　打つ場所に印をつけ，麻酔が効いていることを確認して，薬剤を注入する

Memo

メソガンの使い方のコツと注意点（看護師が施術する場合）……

メソガンの使い方として，顔の凹凸や，頬や額部（おでこ）などのカーブのあるところは，手首の角度を工夫して，カーブに合わせて注入していくことが大切です．斜めに針が刺さると深く針が入り，出血することがあります．

施術中の介助（看護師）

- 患者の肌を支えたり，頭皮の場合には毛髪を櫛でかきあげたりして，医師がメソガンを打ちやすいように介助を行う（図4）.

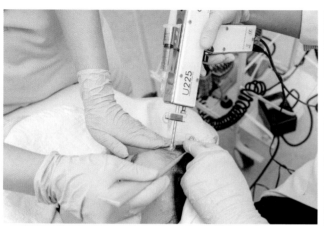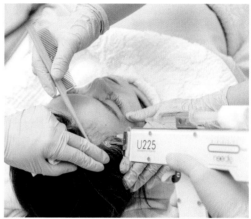

図4　メソガンによる育毛治療の介助
看護師は左手で患者さんの生え際を押さえ，右手で髪の毛をかき分けるといった介助を行う.

後処理・患者指導（看護師）

後処理：5～10分ほど施術部分をアイスノンで冷やす（腫れを最小限に抑えられる）.
　　　　　その後，施術部位に赤みなどが生じていないかよく確認する.

患者指導：施術当日はアルコールの摂取やサウナおよび長時間の入浴，激しい運動は控えてもらうよう伝える.

気をつけるべき

合併症と対応

- まれに腫れや内出血を生じることがありますが，1～2週間で徐々に落ち着いてきます.

Chapter

4

美容クリニックで行う業務（美容皮膚科）

2. すっぴん美肌・つや肌治療（水光注射）

02 水光注射（ダーマシャイン®・バランス）

必須理解度：★　難易度：★★　施術：看護師

水光注射（ダーマシャイン®・バランス）とは

　みずみずしい光沢と弾力のある肌をつくるために主に真皮の浅い層（0.1～1mmまで）へ注射する施術で，非架橋（※p.64 Memo参照）の軟らかいヒアルロン酸をベースに，何種類かの美白成分を配合した製剤を使用します．顔全体にツヤを出しつつ，目の周りの小ジワや額のシワの改善に効果的とされています．美白成分はトラネキサム酸やアミノ酸などクリニックによって独自に配合しますが，当院では美白に特化したものとエイジングケアに特化したものの2種類のオリジナル製剤を用意しています．

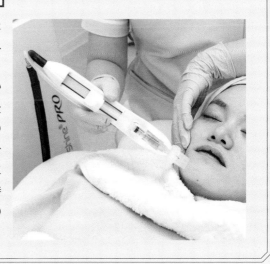

［看護師の役割］

● 看護師が施術しますが，皮膚に若干の侵襲を伴う施術ですので，患者への十分な説明が必要です．注射針が皮下の血管に当たらないよう，顔面の血管走行を把握する必要があります．

ダーマシャイン® ・バランス の概要

適応・禁忌

適応：小ジワや額のシワなどの老化に伴う肌の劣化に悩んでいる人，ニキビ跡などの凹みがある人

禁忌：妊娠中，不妊治療中，授乳中の人／金属アレルギーの人／肌に傷がある人／機械性蕁麻疹のある人（刺激によって蕁麻疹が出る可能性があるため）

治療期間

1回/2 ～ 4週間

利点と欠点

利点：肌の浅い層に注射するため刺激が少なく，麻酔クリームのため痛みを感じることはほとんどありません．

欠点：注射針が偶発的に細い血管に当たり，内出血することがあります．

事前の確認・注意点

• 施術前の問診で禁忌事項に該当しないかどうかを患者に確認します．

• 表情筋の構造，血管の走行を理解しておきます．

• 医師の指示に従い，使用するオリジナル製剤を用意します．

• 施術中に痛みなどがある場合には，手をあげて知らせていただくよう，あらかじめお伝えしておきます．

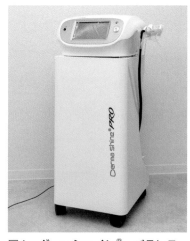

図1　ダーマシャイン® ・バランス

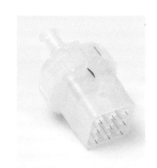

図2　ダーマシャイン® ・バランスのチップ

複数の極細針を搭載したスタンプ式の注射で，吸引圧で皮膚を均等に引き上げ，針を刺すときに薬剤が押し出されて肌に均一に注入される．

治 療 の 手 順

準備と前処置（看護師）

1　メイクを落とし，洗顔してもらう．

Memo

架橋・非架橋の違い……

架橋とは，分子の連結・結合のことで，架橋されたヒアルロン酸は硬く，体内の持続時間も長くなります．これに対し非架橋のものは低分子で軟らかい製剤となり，肌にうるおいを与え，凸凹を滑らかにし，ハリ感を出すのに効果的とされます．体内の持続時間は短いです．

2 施術部位に麻酔クリームを塗る（人によっては麻酔クリームで赤みが出る場合もあるので，都度患者の顔色等を確認）．（麻酔クリームはp.46参照）

3 麻酔が効いてくる約15分後に麻酔クリームをガーゼで拭き，余分な水分などもしっかりと拭き取る．

実際の処置（看護師）

1 打つ場所をデザインする（印をつける）［＊必要な場合のみ］．

2 麻酔がかかったことを確認して水光注射をセットする．（あらかじめ吸引圧や注入量，針の長さを設定しておく）

3 皮下の細い血管に注射針が当たらないよう，血管の走行に注意しながら注入する（図3）．

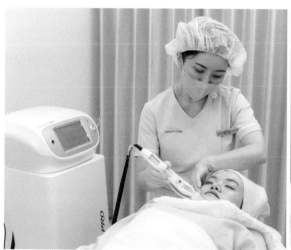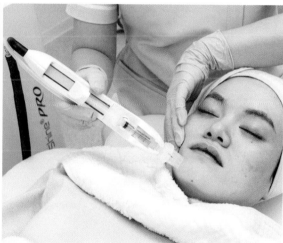

図3 皮下の細い血管に注射針が当たらないよう，血管の走行に注意しながら注入する

後処理・患者指導（看護師）

後処理：5 ～ 10分ほど施術部分をアイスノンで冷やす（腫れを最小限に抑えられる）．その後，施術部位に赤みなどが生じていないかを確認する．

患者指導：施術当日はアルコールの摂取やサウナおよび長時間の入浴，激しい運動は控えてもらうよう伝える．

気をつけるべき

合併症と対応

・まれに腫れや内出血がおこりますが，1 ～ 2週間で徐々に落ち着いてきます．目のまわりの皮膚の薄いところはとくに，点状の内出血が出ることがあります．

美容クリニックで行う業務（美容皮膚科）
3. ニキビ痕・毛穴治療

・総論・

ニキビ治療

　ニキビは正式には尋常性ざ瘡といい，アクネ桿菌が皮脂の多い毛穴に入って増殖することでおこります．毛穴の菌が増殖して，マイクロコメド→コメド→ざ瘡と進展し，炎症を起こした皮疹が多発します．

　ニキビの分類はさまざまありますが，赤ニキビ・黒ニキビ・黄ニキビといった色で分類する方法があります．赤ニキビは発赤や炎症後の毛細血管拡張，黒ニキビは炎症後色素沈着や毛穴に溜まった老廃物，黄ニキビは膿疱（うみ）を意味します．色の原因がそれぞれ異なるので，色に応じた治療を行います．

ニキビ痕・毛穴治療

　ニキビは瘢痕を残して治癒します．瘢痕の治療は大変難しく，とくに固くピック状に陥没した痕は難治とされます．物理的・光学的なマイクロニードルを打ち込み，自然治癒力でもとの皮膚にもどす方法がダーマペン，フラクショナルレーザー，ポテンツァなどです．外科的切除は推奨されていません．

ニキビのタイプによる治療法選択

赤ニキビ	炎症の強いフレッシュなニキビ	標準治療に加えてピーリング，フォトフェイシャル，Vビームレーザー，内服（ロアキュタン），外用
赤ニキビ	炎症後の毛細血管拡張	Vビームレーザー，フォトフェイシャル
黒ニキビ	炎症後色素沈着の濃いニキビ	標準治療に加えてピーリング，フォトフェイシャル，レーザー
黒ニキビ	毛穴に溜まった老廃物	ハイドラフェイシャル，面皰圧出
その他のニキビ		標準治療に加えてハイドラフェイシャル，フォトフェイシャル
ニキビ瘢痕	隆起型・陥凹型・萎縮型など	ダーマペン，フラクショナルレーザー，ポテンツァ

※標準治療も含めて，すべて自費診療になります

治療法の選択

　ニキビの治療は面皰圧出・抗菌薬・アダパレン・BPOなど，イソトレチノイン（ロアキュタン）内服など，皮膚科の治療を行います．ケミカルピーリングも効果的です．

　ニキビ痕・毛穴の治療は赤み・色素沈着・凹凸・毛穴の開きなどで，治療法が異なってきます．ニキビがフレッシュで，赤みがある場合にはピーリング（ケミカルピーリング，ハイドラフェイシャル）やフォトフェイシャルが効果的です．また炎症後に残ってしまった赤みに対してはVビームレーザーが効きます．

　色素沈着をおこして茶色～黒くなると，ピーリングに加えて，美白剤やピコレーザー，フォトフェイシャルが有効です．老廃物が詰まって黒く見えるニキビにはハイドラフェイシャルで老廃物を取り除いたり，面皰圧出で出します．

　ニキビ痕は凸凹ができてしまうと難治で，中程度ならダーマペン，強い治療を望むならフラクショナルレーザーやポテンツァを選択します．ケロイド状の瘢痕にはステロイド局注も選択肢の一つです．毛穴の開きも凹凸の治療に準じます．

治療選択

治療法	治療内容	適応	効果	注意点
イオントフォレーシス	美容成分をイオン化して肌から導入する	ニキビ全般	小	さまざまな施術の補助に使われる
ケミカルピーリング	ピーリング剤塗布で皮膚の表層を剥離する	ニキビ全般	小～中	さまざまな施術の補助に使われるが，単体でもニキビ治療が可能
ハイドラフェイシャル	水流（ピーリング剤もあり）で物理的に皮膚表層を剥離する	ニキビ全般	小～中	効果はマイルドだがさまざまに応用可能
ダーマペン	超極細針で真皮を傷つけ，創傷治癒機転で肌の再生をはかる	ニキビ瘢痕・拡大毛穴	中～大	ダウンタイムはフラクショナルレーザーより短いが赤みが目立つ
フラクショナルレーザー	光の束を当てて皮下組織を刺激	ニキビ瘢痕・拡大毛穴	大	ダウンタイムが比較的長いが目立たない
ポテンツァ	皮脂腺を小さくしてニキビの再発を防いだり，ニキビ痕については針で傷つけ，創傷治癒により肌再生をはかる	ニキビ，ニキビ瘢痕，拡大毛穴	大	痛みは強いが，ダウンタイムがダーマペンより少ない
Vビームレーザー	赤みをとる	炎症後の赤み	大	赤い病変以外にはきかない
ステロイド局注	陥凹した皮下組織にステロイドを局所注射する	大きな陥凹	大	種々のステロイド副作用に気をつける

美容クリニックで行う業務（美容皮膚科）

3. ニキビ痕・毛穴治療

01 ダーマペン

必須理解度：★★★　難易度：★★★　施術：医師および看護師

ダーマペンとは

　超極細針を皮膚へ刺して微細な穴を開けてシワやたるみ，毛穴の開き，ニキビ痕などを改善する治療です．微細な穴を開けたことで傷を修復しようとする自然治癒力が働き，体内のコラーゲン生成が促され，それをサポートするために成長因子やPRP（多血小板血漿），ビタミンなどの美肌成分を開いた穴から浸透させていきます．

　浅い層までの施術では肌つやを良くしたり肌色を明るくしたりする効果が期待でき，深い真皮まで針を通す施術では，ニキビ痕やシワ・たるみの改善が期待できます．

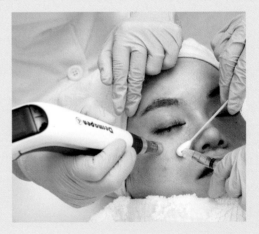

［看護師の役割］

● 当院では0.2 ～ 1.0mmまでの浅い層への処置は看護師，真皮まで達する2.5mmまでの深い層への処置は医師が行いますが，すべて看護師が施術を行うクリニックもあります．

ダーマペン の概要

適応・禁忌

適応：ニキビ痕や傷あとなどが気になる人，毛穴の開きが気になる人，小ジワが気になる人

禁忌：妊娠中，不妊治療中，授乳中の人／金属アレルギーの人／肌に傷がある人／機械性蕁麻疹のある人（刺激によって蕁麻疹が出る可能性があるため）

治療期間

1回/1カ月

利点と欠点

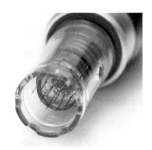

利点：微細な穴から薬液を直接肌の中に浸透させることができます．肌質と目的に合わせて針の長さを0.2 ～ 2.5mmまで調節することができます．

欠点：機械性蕁麻疹のある方や肌に傷がある人などは施術することができません．

図1　ダーマペンのチップ．微細な針が多数あり，針の穴から薬液が出る．

事前の確認・注意点

- すり傷ややけどなど，肌トラブルがないか，患者に事前確認します．
- 自身で施術する場合，骨の上や圧がかかりやすい部分では深く入りやすい，骨のないところでは浅く入るなど，骨格によって針の入りやすさが違うなどの違いを念頭に置いておきましょう．

Memo
ダーマペン

Equipmed社の開発した極細の針を肌の表皮～真皮層に通し，創傷治癒力を利用して肌の再生を図る治療機器です．最新のDermapen 4では16本の超極細針により1秒間に1920個の穴を開けることができ，治療時間が短縮できます．Dermapen 4の針の長さは，0.2 ～ 2.5mmまであり，施術目的に合わせて医師が適切な長さを選択します．

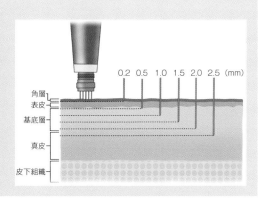

治 療 の 手 順

準備（看護師）

1 ダーマペンで開けた穴にいれる薬剤（成長因子，PRPなど）を調製する．

2 麻酔クリームを塗る（人によっては麻酔クリームで赤みが出る場合もあるので，その都度患者の顔色等を確認）．（麻酔クリームについてはp.46も参照）

3 約15分後に麻酔クリームをガーゼで拭き，余分な水分などもしっかりと拭き取る（洗顔してもらう場合あり）．

実際の処置（医師）

1 ダーマペンで穴を開ける（図2）．

2 開いた穴に脱脂綿でPRPや成長因子などの薬剤を入れる（図3）．

3 微量の出血があった場合には綿棒で拭き取るなど止血しながら薬剤を入れる．

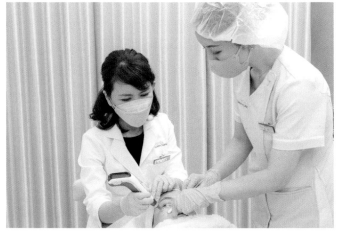

図2　ダーマペンで穴を開ける

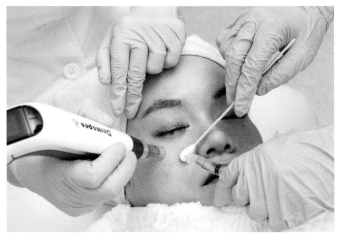

図3　ダーマペンを肌の上に滑らせるようにして施術

医師処置の場合は看護師が綿棒で薬剤を入れていく

施術中の介助（看護師）

- 医師が施術する場合は，止血したり処置のサポートを行ったりする．

後処理・患者指導（看護師）

後処理：止血後，保湿成分の入ったパックを10分程度行う（図4）．ピリピリ感が残っている場合にはパックの上からアイスノンで冷やし，鎮静を促す（図5）．

患者指導：ニキビができやすい患者の場合は，一時的な乾燥によってニキビが生じやすくなるので，しっかり保湿をするように伝える．

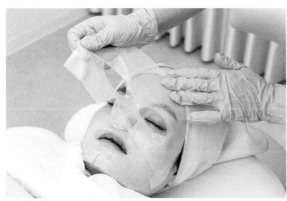

図4　保湿パックを行う

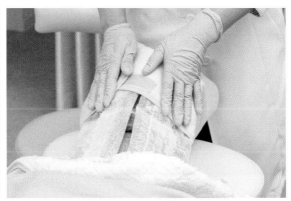

図5　ピリピリ感が残っている場合は，パックの上からアイスノンで鎮静化させる

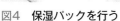

気をつけるべき

合併症と対応

- 施術後5日目ころから肌がゴワゴワし始め，うす皮がめくれることがあります．1週間程度でひくので心配ありません．

美容クリニックで行う業務（美容皮膚科）

3. ニキビ痕・毛穴治療

02 # ケミカルピーリング

必須理解度：★★★　　難易度：★　施術：看護師がほとんど

ケミカルピーリングとは

　年齢を重ねると肌の代謝も悪くなりやすく，古くなった角質細胞が溜まってくすみの原因になりますが，ケミカルピーリングは皮膚表面の古い角質を酸の力で取り除く施術です．使う薬剤は，グリコール酸，トリクロロ酢酸，乳酸などのピーリング剤です．これらの酸を肌に塗って角質層や毛穴に詰まった老廃物を溶かすことにより，くすみを改善し，透明感をアップさせることができます．また，毛穴詰まりが原因で悪化するニキビの改善にも効果的で，6〜7回ピーリングを行うことでニキビをできにくくすることが期待できます．

　弾力のある元気な肌をつくる施術としてもケミカルピーリングは注目されています．

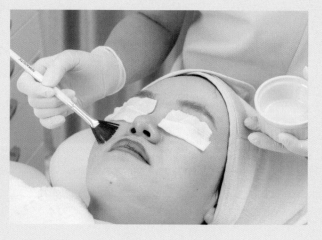

【看護師の役割】

● 医師の指示を受けて看護師が施術します．肌状態の把握と，薬剤の特徴と効く深さを理解しておく必要があります．

ケミカルピーリング の概要

適応・禁忌

適応：ニキビ痕や化膿していないニキビ，くすみ，肘や膝，踵などの黒ずみ

禁忌：顔に湿疹や深い傷のある方，化膿したニキビ

治療期間

1回/1〜2週間

利点と欠点

利点：機器を使わず，薬剤さえあれば施術可能の手軽さがあり，比較的安価です.

欠点：欠点はほぼない，優秀な治療と言えますが，1回では黒ずみなどが治らないことも多く，治療回数がかかります. 昔はニキビ治療といえばケミカルピーリングというくらいメジャーな治療法でしたが，現在では機器による治療も進化しており，複数ある治療法の一つ，という位置づけです.

表　代表的なピーリング剤の種類と特徴

薬剤の種類	深さの目安※	備考
サリチル酸	最浅層〜浅層	サリチル酸マクロゴールは角層のみを剥離
乳酸	最浅層	肝斑に使用. 当院では使用せず
グリコール酸	浅層〜中間層	最もよく使われる
トリクロロ酢酸	浅層〜中間層	最も深く届くが, 瘢痕形成に注意

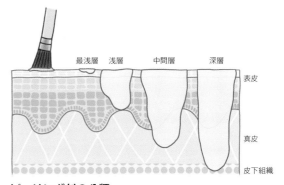

ピーリング剤の分類

薬剤の到達する深さにより最浅層，浅層，中間層，深層にわかれる.

※薬剤の浸透する深さは，濃度やpH，施術時間など，様々な要因で変化します.

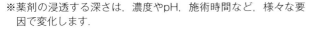

Memo 施術前の肌確認について……

美容外科では，施術前に患者の肌をしっかり観察することが看護師の重要な役割のひとつです. ケミカルピーリングにおいても，肌にひっかき傷ややけどの跡，化膿したニキビが多数あったりすると酸が肌の奥深くに入りすぎてトラブルの原因になることがあります. また，アトピー性皮膚炎や敏感肌，すぐに赤くなりやすい肌質なども適応外です. 患者さんの肌にこのような気になる症状があれば医師に報告し，対処法を相談します（例えば軽いきずの場合，軟膏塗布などで施術が可能になることもありますが，医師が判断します）. これは美容関連のほぼすべての施術において，看護師に求められることです.

治療の手順（準備～処置）

1 事前カウンセリングで，肌の状態と肌質により，酸の濃度，ピーリングの時間などの
プログラムを立てる（医師による）．

2 メイクを落とし，洗顔してもらう．

3 施術前に患者の肌状態をよく確認し，施術可能かどうかをみきわめる．傷やニキビ痕
などがある場合には，延期するかもしくは傷を軟膏等で保護して施術するか，対応
をすぐ医師に確認する

4 患者に鏡を持ってもらい，施術する部位を確認してもらう．

5 患者の目に薬剤が入らないよう，目をガーゼで保護する．

6 医師の指示に従い，ピーリング剤を刷毛で塗布（図2）．5～20分ほど放置する（ピ
ーリング剤の種類や濃度によって放置する時間は前後する）．

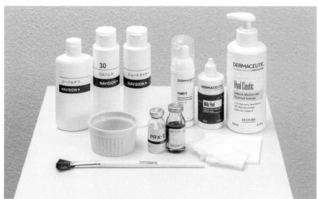

図1 ケミカルピーリ
ングで使用する
セット（薬剤，
刷毛，ガーゼ）

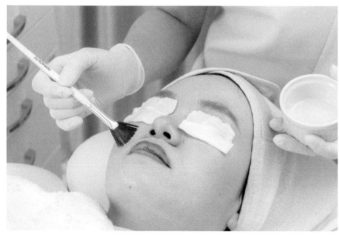

図2 ピーリング剤を刷毛で塗布
患者の肌質や症状に合わせて酸の種類や濃度，塗
布時間を調整，肌の負担を最小限に抑える工夫を
する．

7 シリンジに入れた薬剤を垂らし，マッサージするようにピーリングを行う手法もある（マッサージピール）（図3）．

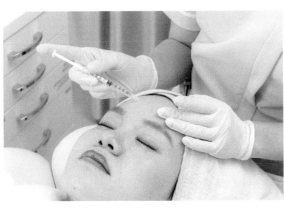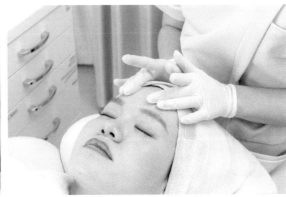

図3　マッサージピール
シリンジから薬剤を垂らし，徒手でマッサージしながら塗る方法もある．

8 洗い流す．

施術中の介助（看護師）

- 施術中は患者さんの様子を確認しながら，ピリピリしないか，痛みがないか等の声掛けを行う．
（肌が赤くなったり，痛みが強かったりした場合にはすぐに中止し，中和剤を塗布する）

後処理・患者指導（看護師）

後処理：施術部位に赤みなどが生じていないかよく確認し，保湿ケアを行う．
患者指導：紫外線防止の日焼け止めクリームを塗ってもらい，保湿ケアをするように伝える．

気をつけるべき

合併症と対応

- 肌が弱い方や傷のある人，化膿したニキビがある人などは，酸の濃度によっては軽いやけどをおこすことがあります．また，赤み，ひりつきがまれにおこることがありますが，冷却，保湿をしていただければ改善します．

美容クリニックで行う業務（美容皮膚科）

3. ニキビ痕・毛穴治療

03 ハイドラフェイシャル

必須理解度：★★　難易度：★★　施術：看護師

ハイドラフェイシャルとは

水流を利用したピーリングを行うと同時に，保湿や美容成分を導入する施術です．渦巻き状の水流により，古い角質や毛穴の汚れ，余分な皮脂などを剥離します．従来の薬剤を塗布するケミカルピーリングより肌への刺激が少ないのが特徴です．角質肥厚によるくすみやザラつき，毛穴の開きや黒ずみ，シミ，色素沈着，にきび・にきび痕などに効果があります．施術としては，クレンジング＋ピーリング，保湿，美容液の3段階で行います．ピーリング剤としてはグリコール酸とサリチル酸をミックスしたマイルドなピーリング剤を用います．レーザー治療の前処置として組み合わせることも可能です．

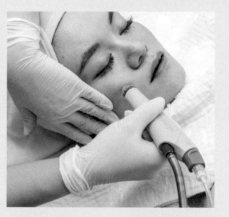

［看護師の役割］

● 施術は看護師が行います．

ハイドラフェイシャル の概要

適応・禁忌

適応：肌への刺激が少ないため，肌質が弱い人，肌への負担をかけずにケアしたい人．ニキビ痕などが気になる人．

禁忌：妊娠中，不妊治療中，授乳中の人

治療期間

1回/1カ月（※目的によりさまざま）．定期的な施術を推奨しています．

利点と欠点

利点：肌への刺激が少なく，痛みを伴わないため，総合的な肌治療が望めます．ダウンタイムがほとんどなく，術後すぐにメイクが可能です．チップは一人ひとり使い捨てのため，衛生的で安心です．

欠点：まれに，わずかな赤みがみられる方がいます．また，複数回もしくは継続的な治療が必要です．

事前の確認・注意点

• 施術前の問診で禁忌事項に該当しないかどうかを患者に確認しておきます．

• 肌状態をチェックします

①切り傷・すり傷や，かさつき・かゆみ等があるとピーリング剤がしみたり，場合によっては症状がひどくなるので，軟膏を塗るなどしてその部分を避けて施術したり，医師に施術可能かどうかを相談します．

②赤みなどがあった場合，もともとあるものか，施術によってできた赤みなのかでトラブルになる可能性もあるので，患者に「ここに赤みがありますね」などと声掛けします．

Memo ハイドラフェイシャルとは（図1）

HydraFacial®：アメリカ食品医薬品局（FDA）で認可されました，水流の力を利用してピーリング（古い角質層を軟らかくして剥し落とすこと）を行う機器です．毛穴の奥の汚れや皮脂を浮かせ，陰圧の吸引で汚れを吸い込みます．ピーリング剤は単剤で使うこともあれば，何種類かを組み合わせることもあります．角質の除去，吸引，保湿という用途に合わせて医師が選びます．

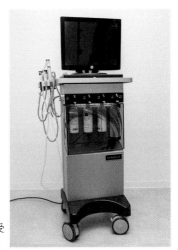

図1　HydraFacial®
FDAやEU加盟国で認可を受けた安全性の高い機器です．

治 療 の 手 順

準備（看護師）

1 患者に手鏡を渡し，施術前の状態を確認してもらう．

実際の処置（看護師）

1 患者の肌質に合わせたピーリング剤の調製，準備を行う．
2 ハンドピースの先端をゆっくり肌表面に当て，滑らせていく（図2）．
3 患者の希望によりトラネキサム酸などのイオン導入を併用する．（別メニューの併用）
4 保湿のため美容液を導入する．

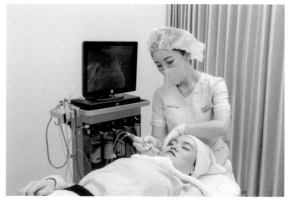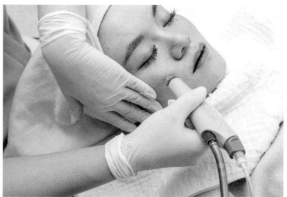

図2　皮脂や毛穴の汚れなどを剥離，陰圧で吸引する
皮脂や毛穴の汚れなどを剥離，陰圧で吸引する．

後処理・患者指導（看護師）

後処理：看護師（施術者）が患者とともに，施術部位に赤みなどが生じていないかを確認する．

患者指導：ピーリング成分が肌に合わない場合は，赤みや湿疹が出る可能性がわずかにあること，紫外線対策のため日焼け止めクリームは必ず塗るように指導する．

気をつけるべき

合併症と対応

・赤み，ひりつきがまれにおこることがあります．冷却，保湿をすれば改善します．

Chapter

美容クリニックで行う業務（美容皮膚科）

3. ニキビ痕・毛穴治療

04 イオン導入 （イオントフォレーシス）

必須理解度：★★　難易度：★　施術：看護師

イオン導入（イオントフォレーシス）とは

手で塗布するだけでは肌の表面にしか届かない美容成分を，微弱な電流を流すことでイオン化し，肌の奥深くまで浸透させていく施術です．導入する成分にはニキビ治療に効果的な高濃度ビタミンC誘導体，肝斑などに有効なトラネキサム酸，毛穴の引き締めに効果的なグリシルグリシンなどがあります．また，フォトフェイシャルなどの後に美白と鎮静目的で施術するなど，他の施術と組み合わせて使ったりもします．

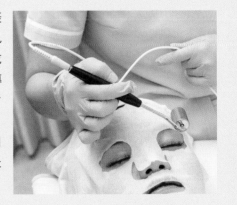

［看護師の役割］

● 薬液の選択は医師が，施術は看護師が行います．比較的リスクの少ない施術です．

イオン導入（イオントフォレーシス） の概要

適応・禁忌

適応：シミやそばかす，肝斑が気になる人，ニキビの赤みなどを早く改善したい人

禁忌：とくになし．

治療期間

1回/1週間（目的によりさまざま）

利点と欠点

利点：肌質を選ばずどなたにでも施術でき，ダウンタイムもありません．

欠点：人によって少しピリピリする程度です．比較的マイルドな効果で，その分欠点もありません．

事前の確認・注意点

・イオン導入の際に，たとえばトラネキサム酸はプラスに帯電，ビタミンCはマイナスに帯電させるなどの違いがあります．逆の電極に当てても成分が浸透しないので，導入する成分はプラスとマイナスのどちらに帯電させるのか，頭に入れておきましょう．

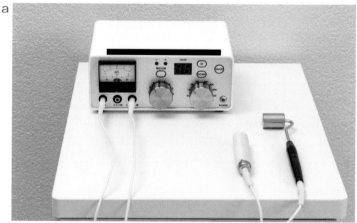

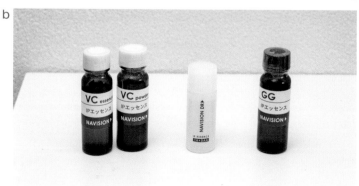

図1　イオントフォレーシスの機械（a）と薬液（b）

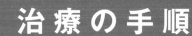

治療の手順

準備（看護師）

1 耳に薬液が入らないようにガーゼ等で両耳のフタをする.

2 トラネキサム酸などの薬液を染み込ませたシートで患者の顔を覆う（図2）.

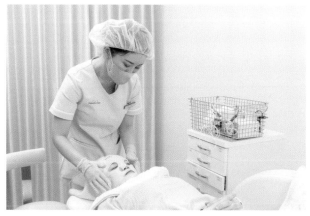

図2 薬液を染み込ませたシートで患者さんの顔を覆う

3 水で濡らしたガーゼを金属の棒（プラスの電極棒）に巻き付け，患者さんに右手でしっかりと握ってもらう（図3）.

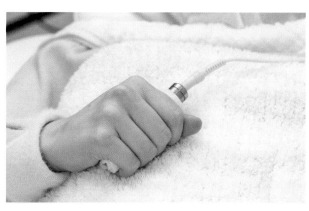

図3 水で濡らしたガーゼを電極棒に巻き付け，患者さんに右手でしっかりと握ってもらう

実際の処置（看護師）

1 患者が電極棒を握っていることを確認し，ローラーを顔に当ててコロコロとすべらせる（図4）.

2 途中で薬液を補充しながら行う（図5）.

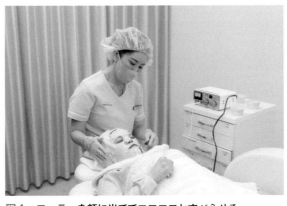
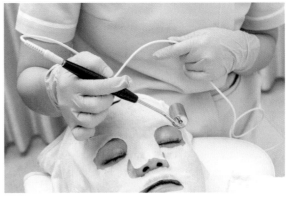

図4　ローラーを顔に当ててコロコロとすべらせる

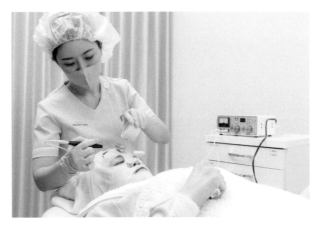

図5　途中，シートが乾いてきたら，薬液を補充する

後処理・患者指導（看護師）

後処理：シートを外し，肌の様子を確認する．その後，患者自身で保湿等のスキンケアをしてもらう．

患者指導：紫外線対策の日焼け止めクリームを塗るように指導する．

気をつけるべき

合併症と対応

・まれにビタミンCが肌に合わずにかゆみが出たり，赤くなる方もいるため，治療後のお肌のチェックは必要です．

美容クリニックで行う業務（美容皮膚科）

3. ニキビ痕・毛穴治療

05 フラクショナルレーザー

必須理解度：★★　難易度：★（介助のみの場合）
施術：医師（施設によっては看護師）

フラクショナルレーザーとは

　レーザー照射で皮膚表面にミクロ単位の穴を開ける施術です（図1）．照射した部分の古い組織が排出され，コラーゲン，エラスチンの生成を促します．なめらかな美しい肌に再生しやすく，毛穴の開きやニキビ痕などの改善に効果的とされ，"肌を入れ替える施術"ともいわれています．

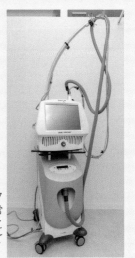

図1　フラクセル
当院ではフラクセルの機種として「フラクセル3DUAL」を導入しています．機材は常に進化しています．機械に精通していることと，患者さんの肌の状態を責任をもってみるため，当院では医師が施術を行います．

［看護師の役割］

●当院では施術は医師が行い，看護師は介助を行います．施設によっては医師の指導を受けた看護師が施術も行うところもあります．

フラクショナルレーザー の概要

適応・禁忌

適応：ニキビ痕や毛穴の開き，エイジングによる肌の悩み全般

禁忌：日焼けをしている人／妊娠中，不妊治療中，授乳中の人

治療期間

1回/1カ月

利点と欠点

利点：ミクロ単位でのレーザー照射なので肌に優しいうえに，高い効果が期待できます．金属の針を用いないため，金属アレルギーの方にも施術できます．施術時間が20〜30分と短時間です．

欠点：肌が弱い方や敏感肌の場合，強い出力で照射すると軽度のやけどをおこしたり，赤みやほてりが生じたりすることがあります．また，肝斑や濃いシミなどが悪化することもあります．

事前の確認・注意点

• 施術前の問診で禁忌事項に該当しないかどうかを患者に確認しておきます．

• 肝斑のある方はまれに悪化することがあるため，患者の肌状態をよく観察し，場合によっては施術可能かどうかの判断を医師に仰ぎます．

• 施術中に痛みなどがある場合には，手をあげて知らせていただくよう，あらかじめお伝えしておきます．

• 患者に鏡を持ってもらい，最終的に照射する部位をご確認，同意をもらいます（※ただし，レーザー光が鏡に反射して目に入ることのないよう，鏡で確認した後は必ずしまっておきます）．

治 療 の 手 順

準備（看護師）

1 メイクを落とし，洗顔してもらう．

2 患者の目を保護するアイシールドを装着する．（p.100を参照）

3 施術部位に麻酔クリームを塗る．（p.46を参照）

4 麻酔が効いてくる約15分後に麻酔クリームをガーゼで拭き，余分な水分などもしっかりと拭き取る．

実際の処置（医師）

1 麻酔が効いているかを確認して，レーザーを照射する（図2）.

2 皮膚表面をなぞるようにプローブを動かす. 片方の頬が終わってからもう片方の頬に照射する.

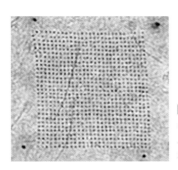

図2　フラクセルの施術面
1cm^{2}の範囲内に1,000 ～ 2,000発のレーザーを打ち込む.

施術中の介助（看護師）

- 医師がプローブを動かしやすいように機器のケーブルなどを保持・調整する.（p.93を参照）
- 患者が痛みを感じていないかどうか，観察，声掛けする.

後処理・患者指導（看護師）

後処理：5 ～ 10分ほど施術部分をアイスノンで冷やす（腫れを最小限に抑えられる）. また，施術部位に赤みなどが生じていないかよく確認する.

患者指導：紫外線防止の日焼け止めクリームを塗ってもらい，腫れや痛みがある場合には， マッサージなどは1週間程度避けてもらうよう伝える.

気をつけるべき

合併症 と 対応

- 肌が弱い人や敏感肌の人は肌が赤くなり，ほてった感じになります. 当日はヒリヒリと軽いやけどのような痛みを伴うことがあります. 保冷剤で冷やしていただくと数分～数十分程度でほとんどの赤みやほてりは引きます.
- まれに肝斑が悪化したり，治療部位に炎症後色素沈着が生じたりすることもありますが，時間の経過とともにやがて消褪します.

美容クリニックで行う業務（美容皮膚科）
3. ニキビ痕・毛穴治療

06 ポテンツァ

必須理解度：★★　難易度：★★　施術：看護師

ポテンツァとは

ポテンツァ（POTENZA）は高周波（RF）エネルギーをマイクロニードルという微細な針の先端から出力する，**ダーマペン（p.68），高周波（p.38），水光注射（p.58）の機能が一体となった機器**です．針を刺すことで傷ついた部位を修復する創傷治癒機能が働いてコラーゲンやエラスチンの生成が促進され，高周波により肌の真皮層に直接熱エネルギーを与えることができます．同時に，針で開けた穴から美容成分などを肌の奥まで導入していきます．リフトアップや毛穴の引き締め，ニキビ・肝斑の治療，美白など，広く肌トラブルの改善が期待でき，美肌づくりに大変効果的といわれています．

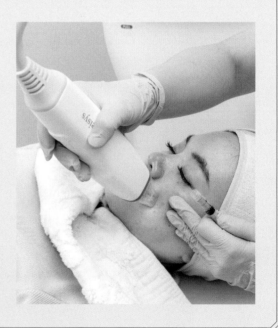

［看護師の役割］

施術は看護師が行います．シワ・たるみ・ニキビ痕・毛穴・赤ら顔など，肌の悩みに幅広く対応するため，皮膚の知識と適切なハンドピース選択が求められます．

ポテンツァ の概要

適応・禁忌

適応：ニキビ痕，赤ら顔，毛穴の開き，肝斑に悩んでいる人など

禁忌：日焼け直後／アトピー性皮膚炎，湿疹や機械性蕁麻疹の人／ペースメーカーを装着してる人／肌に傷のある人／妊娠中，不妊治療中，授乳中の人／金のアレルギーのある人（チップの先端に金が使われているため）

治療期間

1回/1カ月（目的によりさまざま）

利点と欠点

利点：総合美肌治療機器として，1台で幅広い肌の悩みに対応できます．マイクロ単位の極細針を使用しているため，痛みも少ないです．

欠点：高周波を照射したり微細な穴を開けたりするので，副作用が生じやすくなります．

事前の確認・注意点

• 施術前の問診で禁忌事項に該当しないかどうかを患者に確認しておきます．

• 患者さんの悩みに合わせて，専用チップを用意します．

• 赤みなどのすぐに治るものから医師に相談すべき色素沈着まで，いくつかの合併症がおこりうることを念頭に置き，患者さんの様子をみながら丁寧に施術を行いましょう．

Memo

ポテンツァの適応……

器械の解説が重複するため「1.しわ・たるみ治療」には掲載しませんでしたが，ポテンツァはしわ・たるみ治療にも効果を発揮します（→p.32参照）.

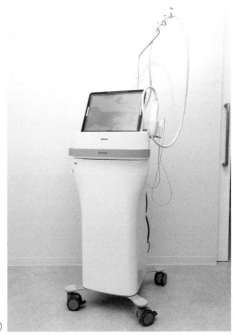

図1　ポテンツァ（本体）

（提供：Jeisys Medical Japan株式会社）

治療の手順

準備と前処置（看護師）

1 指輪やネックレス，時計などの貴金属類などすべて外すよう声掛けし，メイクも落としてもらう．

2 背中に対極板を貼る．

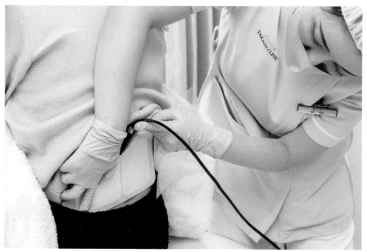

図2　背中に対極板を貼る

3 施術部位に麻酔クリームを塗る（人によっては麻酔クリームで赤みが出る場合もあるので，その都度患者の顔色等を確認）．

4 5～10分後に麻酔クリームをガーゼで拭き，余分な水分などもしっかりと拭き取る．

Memo
ポテンツァの専用チップについて（図3）

ポテンツァには肌の悩みに合わせたさまざまな専用チップが存在します．なかでもニードルで空けた穴に直接薬剤を注入するドラッグデリバリー機能を搭載した「ポンピングチップ」は，マイクロニードルの働きに加えて薬剤を併用することで，有効成分をしっかりと均一に皮膚の真皮層に浸透させることができます．

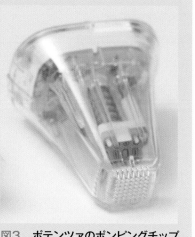

図3　ポテンツァのポンピングチップ

実際の処置（看護師）

1 専用チップをハンドピースに装着する.

2 タッチパネルを確認しながら，当てもれのないように丁寧にハンドピースをすべらせていく（図4）.

※「痛くないですか？」など，患者に声掛けなどのコミュニケーションをとりながら施術することが大切です.

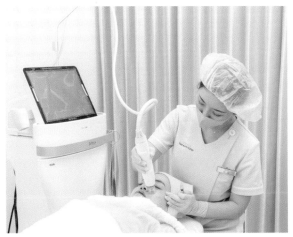 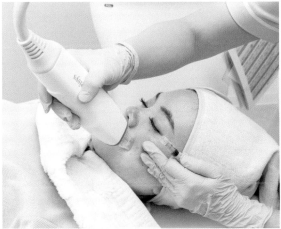

図4　施術はタッチパネルをみながら，当てもれのないように，丁寧にハンドピースをすべらせていく

後処理・患者指導（看護師）

後処理：①施術部位に赤みなどが生じていないかよく確認する.

②背中の対極板を外す.

③患者自身で洗顔および保湿等のスキンケアをしてもらう.

患者指導：当日はシャワーと洗顔のみで，入浴とメイクは翌日からにするよう伝える. また，施術後の肌はデリケートになっているため，洗顔時にもこすらないよう注意を促す.

気をつけるべき

合併症と対応

- 内出血：程度の軽いものは7 〜 10日で消えます. 改善するまでは長時間の入浴や激しい運動，飲酒は避けましょう.
- 毛嚢炎：数日〜 1週間程度，皮脂分泌が一時的に増加することにより毛嚢炎になる可能性がありますが，通常は1週間程度で軽快します.
- 赤み，ほてり：数日でよくなりますが，気になる場合は冷却シート等の使用をおすすめします.

上記のほか，まれながら色素沈着（医師に相談），感染症（抗生物質を処方），紅斑（アイスノンで冷やす）も報告されています.

美容クリニックで行う業務（美容皮膚科）

3. ニキビ痕・毛穴治療

07 Ｖビームレーザー

必須理解度：★★★　難易度：★　施術：医師

Ｖビーム（Vbeam）レーザーとは

　レーザー治療の一種で，595nmの波長を出す，赤い色素だけに反応する色素レーザー（Vbeam）を使い，赤みとなってあらわれるさまざまな症状を改善する施術です．これは血液中のヘモグロビンに吸収されるＶビームの性質を利用し，赤みの原因となっている余分な毛細血管や色素を除去するというもの．肌表面にダメージはありません．頬の赤みや赤ら顔，赤く炎症したニキビ，ニキビ痕や赤あざ，血管腫，毛細血管拡張症などの治療に効果を発揮します．

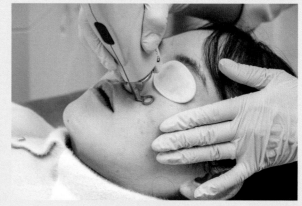

［看護師の役割］

● 当院では医師が施術を行い，看護師は介助をします．施設によっては看護師が施術を行いますが，赤い病変に対するアセスメントが必要になります．

Vビームレーザー の概要

適応・禁忌

適応：頬の赤みや赤く炎症したニキビ，赤く盛り上がったケロイド，酒皶（赤ら顔）などの皮膚

禁忌：身体にペースメーカーや金属類を入れている人／妊娠中，不妊治療中，授乳中の人

治療期間

1回/1カ月〜6カ月（通常3回以上施術すると改善効果が高くなります）

利点と欠点

利点：機材に冷却装置が備わっており，そのため肌表面は傷つかず，赤みのある部分だけ効果的に改善できます．単純性血管腫・乳児血管腫（苺状血管腫）・毛細血管拡張症には保険が適用されます（回数に上限あり）．

欠点：深刻な副作用として，エネルギーを上げすぎると瘢痕形成することがあります．また，多少の赤みが出ることがあります．

事前の確認・注意点

• 施術前の問診で禁忌事項に該当しないかどうかを患者に確認しておきます．

• 患者に鏡を持ってもらい，照射する部位をご確認，同意を得ます．
（※ただし，レーザー光が鏡に反射して目に入ることのないよう，鏡で確認した後は必ずしまっておきます）

• 眼瞼周辺を治療する場合には，眼球保護としてコンタクトシェルを入れていただきます．

• 施術中に痛みなどがある場合には，手をあげて知らせていただくよう，あらかじめ伝えます．

Memo

Vビーム（Vbeam）の仕組み……

色素レーザーであるVbeamから発振される595nmの波長のレーザー光は，血液中の赤い色素＝ヘモグロビンにもっとも吸収されやすく，他の組織に損傷を与えずに色素だけ除去されるため，ほかの皮膚と色調を揃えることができます．

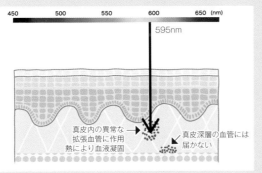

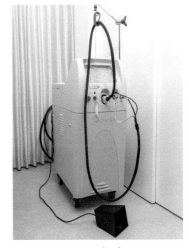

図1　Vbeam Ⅱ（シネロン・キャンデラ社）

治療の手順

準備と前処置（看護師）

1 メイクを落とし，洗顔してもらう．

2 治療前写真を撮る（トラブル防止のため）．

3 レーザー光から目を保護するため，患者さんにアイシールドを装着し，施術者，介助者も医療用ゴーグル（Vビームの場合は青色）を装着する．

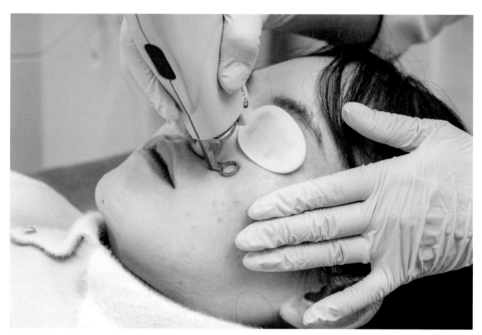

図2　レーザー光から目を保護するため，患者さんにアイシールドを装着する

4 麻酔クリームを塗る（人によっては麻酔クリームで赤みが出る場合もあるので，その都度患者の顔色等を確認する）．

5 5〜10分後に麻酔クリームをガーゼで拭き，余分な水分などもしっかりと拭き取る．

実際の処置（医師）

1　照射する部位を最終確認する．
2　レーザーを当てていく．

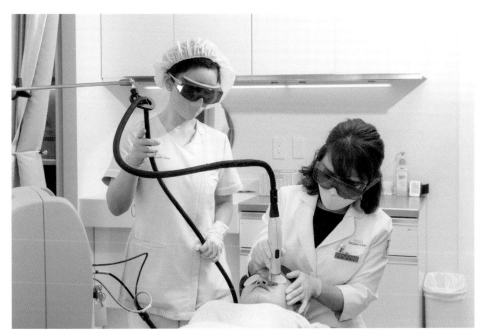

図3　照射する部位を最終確認し，レーザーを当てていく．看護師は医師の動きに合わせてケーブルの保持を行う

施術中の介助（看護師）

- 患者さんの顔にかからないよう注意しながらケーブルを保持するなど，ドクターのサポートに徹する．患者の様子なども確認する．

Memo
ゴーグルの「色」には意味がある！

施術者が装着する医療用ゴーグルは，レンズカラーによってカットできるレーザーの波長が違うため，使う機器によってゴーグルの色を変える必要があります（図4）．Vビームの場合は青，フォトフェイシャルは緑，ピコレーザーではオレンジカラーのゴーグルを装着します．波長が適していないと目を傷めたり，失明などの重大な事故につながるおそれもあるため，**看護師は各施術・機器に合った色のゴーグルを間違えずに準備する**ことが大事です．

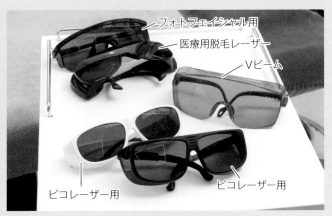

フォトフェイシャル用
医療用脱毛レーザー
Vビーム
ピコレーザー用
ピコレーザー用

図4　さまざまな医療用ゴーグル

後処理・患者指導（看護師）

後処理：アイスノンで5 〜 10分程度冷やす（腫れを最小限に抑えられる）．また，施術部位に赤みなどが生じていないかよく確認する．

患者指導：紫外線防止の日焼け止めクリームを塗ってもらい，腫れや痛みがある場合には，マッサージなどは1週間程度避けてもらうよう伝える．赤味の増強がみられることがあるが，ほとんどは一過性のものである．

気をつけるべき

合併症と対応

• 肌が弱い人や敏感肌の人は肌が赤くなり，ほてった感じになります．保冷剤で冷やしていただくと数分〜数十分程度で改善します．

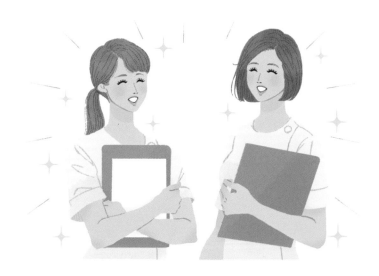

美容クリニックで行う業務（美容皮膚科）

4. 目の下のクマ治療

・総論・

目の下のクマ治療とは

　「老けて見える」「疲れているように見える」という理由で，目の下のクマ・くすみの治療を希望される患者さんもいます．「目の下のクマ」は医学用語ではありませんが，一般的に黒クマ・茶クマ・赤クマ・青（紫）クマと言われており，それぞれ原因が異なります．

黒クマ→目の下の脂肪（眼窩脂肪）の突出で段差が生じて影になる
茶クマ→目を擦ったりしておこる，目の下のメラニンの増殖
赤クマ（目袋クマ）→目の下の皮膚や脂肪がたるんでいるようにみえる
青クマ→目の下の毛細血管が透けてみえる

治療法の選択

　それぞれの施術については，別ページの解説を参照してください．

クマのタイプ	アプローチ	選択する治療法
黒クマ（陰クマ）	段差の解消	ヒアルロン酸注射（→p.43参照），脱脂手術
茶クマ	メラニン除去	ピコレーザー（→p.103参照），美白剤
赤クマ（目袋クマ）	目の下のふくらみとなる脂肪を切らずに取る	脱脂手術，スネコス注射
青・紫クマ	目の下の血行改善	ベビーコラーゲン注射，目の下マッサージ

美容クリニックで行う業務（美容皮膚科）

5. ダウンタイムの少ないシミ・くすみ治療

・総論・

シミ・くすみの原因

シミ・くすみは，皮膚のごく浅い部分にあるメラニンが原因となります．

- 老人性色素斑（日光黒子）
- 脂漏性角化症
- 肝斑
- 雀卵斑
- 後天性真皮メラノサイトーシス（ADM）

が主な原因となります．

それより大きいものは"あざ"とよばれ，太田母斑や中型以上の色素性母斑，カフェ・オ・レ斑などがあげられます．

それぞれのシミの特徴

	特徴	深さ	原因	治療	シェーマ
老人性色素斑（日光黒子）	表皮にメラニンが沈着し，次第に拡大する．色素細胞（母斑細胞）の異常増殖．	浅い（表皮基底層）	加齢，紫外線などで生じる	Q-スイッチレーザー，ピコレーザー，ハイドロキノン外用	
脂漏性角化症（→p.108, イボの項参照）	ごく初期にはシミとして現れる．表皮細胞（ケラチノサイト）の異常増殖．しだいに拡大してイボになる．	浅い（表皮基底層）	加齢，紫外線などで生じる	CO$_2$レーザー，Q-スイッチレーザー（初期の病変），液体窒素など	
肝斑	日光露光部に対称的にメラニンが沈着し，小型の色素斑が多発する．次第に濃くなる．女性に多い	浅い（表皮基底層）	ホルモンバランスの崩れ，紫外線，顔のこすりすぎなど	トラネキサム酸内服，トレチノイン外用，ハイドロキノン外用，ケミカルピーリング	
雀卵斑（そばかす）	日光露光部に対称的にメラニンが沈着し，小型の色素斑が多発する．若年女性，白人に多い	浅い（表皮基底層）	遺伝	ピコレーザー（Q-スイッチレーザーでも可），フォトフェイシャル，ハイドロキノン外用，ケミカルピーリング	
後天性真皮メラノサイトーシス	目の下などに対称的に真皮にメラニンが沈着し，青いシミにみえる．肝斑と合併することも多い	深い（真皮）	遺伝	真皮をターゲットにした波長のレーザー	

治療法の選択

　　肝斑は紫外線やホルモンバランスの乱れから生じると言われており，通常のレーザーだと色が逆に濃くなる可能性があります．肝斑にはトレチノイン，ハイドロキノンやトラネキサム酸，ビタミンCの外用・内服やフォトフェイシャルが有効です．

　　その他のシミ・くすみには面積・深さなどに応じてケミカルピーリングやレーザー，フォトフェイシャル治療が有効です．

治療法の選択

治療法	どんな治療	適応	効果	注意点
ハイドロキノン外用	外用療法	シミ・くすみ全般	小～中	色の抜けすぎ（白斑）に注意
トレチノイン外用	外用療法	シミ・くすみ全般	小～中	外用禁忌あり（催奇形性），ハイドロキノンとの併用で効果アップ
ビタミンC内服／外用	内服／外用療法	シミ・くすみ全般	小	比較的安全だが効果がマイルド
トラネキサム酸内服	内服療法	シミ・くすみ全般	小～中	・ビル内服中は禁忌 ・肝斑にはよく効く
ケミカルピーリング	ピーリング液により化学的に表皮を剥離する	後天性真皮メラノサイトーシスを除くシミ・くすみ全般	小～中	比較的安全だがピリピリ感を伴う
ピコレーザー	ピコ秒間隔で単焦点波長の光を照射する治療法	シミ・くすみ全般	大	肝斑には注意して使う
レーザートーニング	レーザーを弱い出力で連続的に当てる治療法	肝斑	中	
フォトフェイシャル（IPL）	レーザーより広い波長の光を照射する治療法	シミ・くすみ全般	中～大	レーザーより効果はマイルドだがダウンタイムも短い．波長のフィルターを使い分けて治療する

注意！

シミによく似た初期の皮膚がんがあります（悪性黒子または悪性黒色腫）．もちろんシミと間違えて治療してはいけません．肉眼では普通のほくろとほぼ見分けがつかず，医師がダーモスコピーという機器を用いて診断するのが一般的です．また，UVカメラを用いて診断する施設も増えています（図）．

治療前
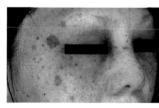

治療後
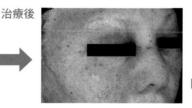

図　UVカメラによる
　　シミ・くすみの評価

Memo 肝斑のレーザー治療……

雀卵斑（そばかす）にはレーザー治療は効果がありますが，肝斑では逆に色を濃くするといわれ，以前はレーザー治療は禁忌となっていました．ただし近年ではピコレーザーの出現などにより，肝斑をベースにして老人性色素斑が併発しているケースでは，肝斑に対するレーザー治療の効果も上がってきました（レーザートーニング）．肝斑のある人にレーザーを使用する場合には，その機種が肝斑に適応があるかどうかを必ず確認することが重要です．内服や外用などを組み合わせて治療を行います．

美容クリニックで行う業務（美容皮膚科）

5. ダウンタイムの少ないシミ・くすみ治療

01 フォトフェイシャル®

必須理解度：：★★★　難易度：★（看護師が施術する場合は★★）

施術：医師（フィルターを何種類か使用するとき）・看護師（フィルターが1つの場合）

※クリニックによって異なり，すべて看護師施術のところもあります

フォトフェイシャル®とは

　IPL（Intense pulsed light）という比較的マイルドな光を照射することで，肝斑，シミやくすみ，ニキビ，赤ら顔などの悩みを総合的に改善する治療法です．ニキビ痕の赤みや赤ら顔を改善したい場合は590nm，肝斑やくすみの治療には695nmなど，効果の異なる波長フィルターが揃っており，改善したい症状に合わせて医師が最適な波長を選びます．さらに，照射出力や照射位置，ショット数を調整することで，一人ひとりに合わせたオーダーメイド施術が可能となります．

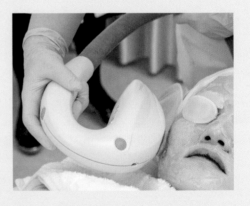

[看護師の役割]

● 当院では医師が行う場合と，看護師が行う場合があります．医師が施術を行う場合は，看護師は介助を行います．

フォトフェイシャル® の概要

適応・禁忌

適応：広い範囲にソバカスが点在している人，シミの状態が軽い人，赤ら顔などに悩んでいる人，新しいニキビができる人

禁忌：日焼けをされている人／妊娠中，不妊治療中，授乳中の人／肌に傷のある人

治療期間

1回/1カ月

利点と欠点

利点：レーザーに比べて肌への負担が少なく，少し刺激を感じる程度なので，美肌治療の初心者でもトライしやすい施術です．ダウンタイムはほとんどありません．

欠点：肌が弱い方や敏感肌の場合，強い出力で照射すると軽度のやけどをおこしたり，赤みやほてりが生じたりすることがあります．

事前の確認・注意点

• 施術前の問診で禁忌事項に該当しないかどうかを患者に確認しておきます．
• 患者さんの肌に触れる照射面はサファイヤガラスとなっています．このガラス面に少しでも傷があると光の反射が変わってしまうので，施術前に傷の有無と汚れを点検します．
• 施術は通常痛みはなく，「輪ゴムで肌をはじく」ような刺激感があります．ただし，施術中に痛みなどがある場合には，手をあげて知らせていただくよう，あらかじめお伝えしておきます．
• 患者に鏡を持ってもらい，最終的に照射する部位を確認，同意をいただきます．

Memo
フォトフェイシャル®（IPL）とレーザーの違い……
レーザーは単波長で高出力の光で，特定の部位に深く，狭く効くイメージです．フォトフェイシャル®（IPL）は長波長，低出力で広い範囲に当てることができます．浅く広く効くイメージです．

Memo
施術可能かどうかの見極めについて……
もともと肌の色素が濃い方は施術不可能ではありませんが，照射出力を下げるなどの配慮を要します．施術可能かどうかの判断に迷う場合には，医師の指示を仰ぎましょう．

治療の手順

準備（看護師）

1　メイクを落とし，洗顔してもらう．

2　IPLの光から保護するため，患者さんの両眼にアイシールドを，眉にはテープを貼り保護する．（図1）

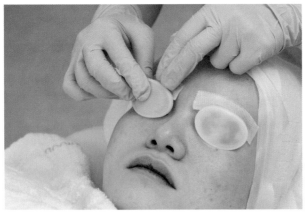

図1　IPLの光から保護するため，両眼にアイシールドを，眉にテープを貼っておく

3　やけど防止のため，施術する部位に，よく冷却させた硬めのジェルを塗る．（図2）

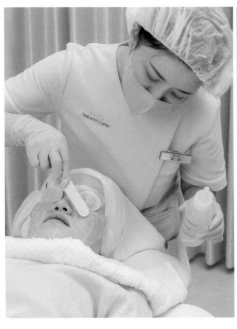
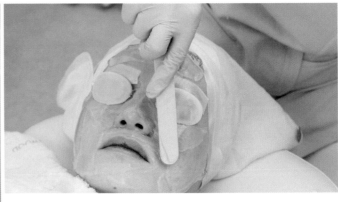

図2　やけど防止のため，施術する部位に硬めのジェルを塗る

4　医師と看護師もゴーグルを装着する．（ゴーグル→p.93参照）

実際の処置

1 ハンドピースにフィルターをセットする.

2 肌に平行にヘッドを当て，IPLを照射していく（図3）．カーブの部分もヘッドを密着
させながら丁寧に照射する.

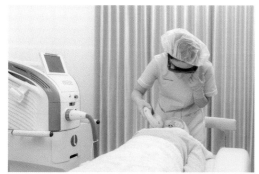

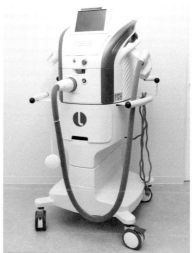

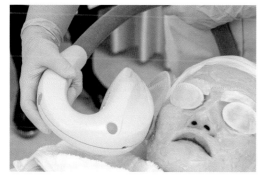

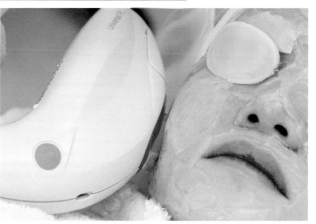

図3 肌に平行にヘッ
ドを当て，常に
密着させながら
照射していく

3 （赤ら顔の改善と肝斑治療など，フィルターを複数使用する場合）フィルターを差し
替えて施術を続ける.

施術中の介助（看護師）

- 痛みがないか声掛けする.
- 差し替え用のフィルターを用意する.

※肝斑治療のみといったフィルターを1つしか使用しない場合は，当院では準備から施術まですべて看護師が処置します.

後処理・患者指導（看護師）

後処理：ジェルをきれいに拭き取る．赤みやほてりがある場合には，アイスノンで冷やす.

患者指導：十分に保湿ケアを行い，日焼け止めクリームなどで紫外線対策をしてもらうよう伝える.

気をつけるべき

合併症と対応

- 肌が弱い人や敏感肌の人に強いエネルギーで照射した場合には，肌が赤くなり，ほてった感じになりますが，保冷シートなどで冷やすと数分～数十分程度で改善します.
- 産毛の多い人は，あらかじめ剃毛してから照射するようにしています（産毛がこげるため）．産毛がこげると，痛みややけどの原因となります.

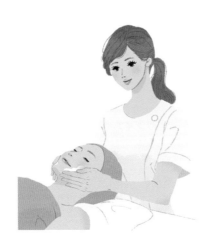

美容クリニックで行う業務（美容皮膚科）

5. ダウンタイムの少ないシミ・くすみ治療

02 ピコレーザー／ピコトーニング

必須理解度：★★★　難易度：★

施術：医師（ピコレーザーの場合），看護師（ピコトーニングの場合）

※クリニックによってQ-スイッチレーザー（Qルビー，アレキサンドライト，YAG）などを使用するクリニックも多いですが，手順や注意事項はほぼ同じです。

ピコレーザーとは

従来の光治療などでは除去が難しい薄い色のしみやそばかす，あざ，タトゥー・いれずみが，ほぼ目立たなくなり，完全除去も期待できるのがピコレーザー（PicoWay®）による治療です。これはナノ秒よりもさらにパルス幅の短いピコ秒（1兆分の1秒）パルスのレーザーを皮膚に照射して色素を粉砕するもので，複雑な色合いの刺青でも外科的手術をすることなく短期間できれいになります。これは出力の強い治療なので，当院では医師の施術となります。

一方で，肌の色味や乳輪の黒ずみ，くすみをトーンアップしたい方には，同じ機器を使って弱い出力で皮膚の浅い層にだけ照射する施術があります。これはピコトーニングといい，当院では看護師が行っています。

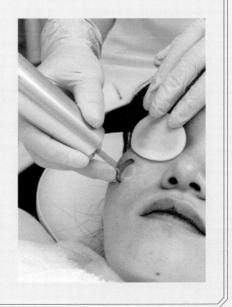

［看護師の役割］

ピコレーザーは医師が行い，ピコトーニングは医師の指導を受けた看護師が行っています。いずれも医師の指導を受けた看護師が施術を行うことは禁じられていませんが，疾患と機器の深い理解が必要となります。

ピコレーザー／ピコトーニング の概要

適応・禁忌

適応：入れ墨，タトゥー，しみ，そばかす

禁忌：身体にペースメーカーや金属類を入れている人／妊娠中，不妊治療中，授乳中の人，金の糸を入れている人（YAGレーザーによるトーニングで変色する可能性あり）

治療期間

1回/2 ～ 4週間（※目的によってさまざま）

利点と欠点

利点：薄いシミや多色のタトゥーにも対応．短い照射時間で皮膚へのダメージが抑えられます．ピコトーニングの場合には施術中の痛みやダウンタイムはほとんどありません．

欠点：まれに色素沈着がおこります．

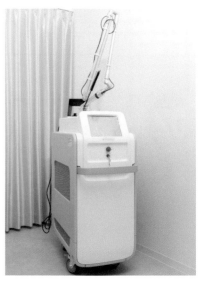

図1　当院のピコレーザー PicoWay（シネロン・キャンデラ社）

事前の確認・注意点

- 当院ではピコレーザーの場合は看護師は医師の介助を行い，ピコトーニングの場合はすべて看護師が処置します．
- 施術前の問診で禁忌事項に該当しないかどうかを患者に確認しておきます．
- 患者に鏡を持ってもらい，照射する部位をご確認，同意を得ます．
（※ただし，レーザー光が鏡に反射して目に入ることのないよう，鏡で確認した後は必ずしまっておきます）．同様に，ステンレス製の器械台が近くにある場合も遠ざける必要があります）
- 施術中に痛みなどがある場合には，手をあげて知らせてもらうよう，あらかじめ伝えておきます．

Memo
ピコレーザー……

従来のレーザー（Q-スイッチレーザー）は，パルス幅（レーザーを照射する時間間隔）がナノ秒（1秒の1/1,000,000,000）レベルで，この間に照射されるレーザーのパワーを熱に変えてメラニンなどをバラバラにしていました．ピコ秒レーザーはこのパルス幅がQ-スイッチレーザーの1/1000と，はるかに短周期となります．このとき，ターゲットのメラニンは熱ではなく音によりバラバラになります（光音響効果）．そのため，熱の発生をおさえて，より肌に良い治療が可能となるとされています．

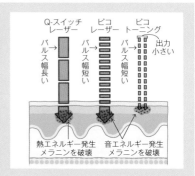

治 療 の 手 順

準備（看護師）

1 メイクを落とし，洗顔してもらう．

2 治療前写真を撮る（トラブル防止のため）．

3 レーザー光から目を保護するため，患者にアイシールドを装着し，施術者，介助者も医療用ゴーグルを装着する．

4 麻酔クリームを塗る（人によっては麻酔クリームで赤みが出る場合もあるので，その都度患者の顔色等を確認）．

5 5 ～ 10分後に麻酔クリームをガーゼで拭き，余分な水分などもしっかりと拭き取る．

実際の処置（ピコレーザーの場合：医師）

1 照射する部位を最終確認する（図2a，b）．

2 照射部をマーキングする（図2c）．

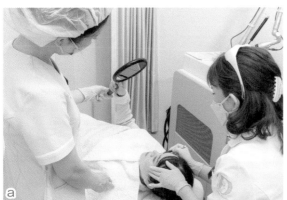

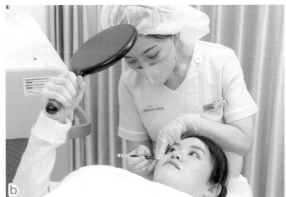

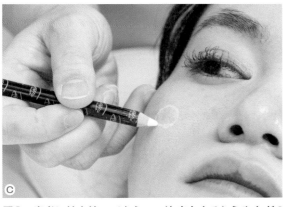

シミ・あざの位置をマーキングする

図2 患者に鏡を持ってもらい，治療をするシミやあざの位置を確認（施術前の最終確認）

3 レーザーを当てていく（図3）.

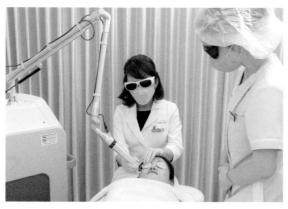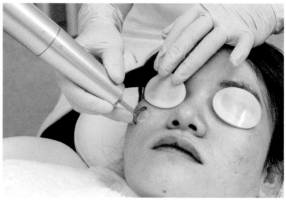

図3　レーザーから目を保護するため，ゴーグル・アイシールドを装着ののち，ピコレーザーを行う
（ゴーグルについてはp.93も参照）

実際の処置（ピコトーニングの場合：看護師）

1 治療部位近くの浅い層に金の糸※を入っていると皮膚表面が黒変することがあるため，必ず確認する（治療部位に近いところに入っている場合は，医師に施術可能かどうかの判断を仰ぐ．とくに，YAGレーザーの波長の場合は要注意）.
※金の糸……真皮深層に純金の糸を埋め込む美容医療．真皮の増生によりシワ・たるみの改善などが期待できます.

2 照射する部位を最終確認する（図4）.

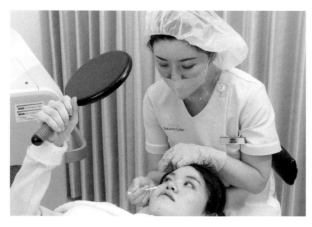

図4　ピコトーニングは看護師が行う．患者さんに鏡を持っていただき，治療をするシミやあざの位置を確認する（<u>手鏡は施術前に必ず見えない場所にしまう</u>）

注意！

ピコレーザーに限らず，多くのクリニックで使用されているQ-スイッチレーザーなどは，直接レーザー光が目に入ったり，鏡に反射したり，ステンレス製の医療器具に反射して，施術者や介護者の目に入ると**失明するリスクがあります**．自分を守るためにも，ゴーグルの着用と，反射物を近くに置かないことを徹底すること，レーザー照射の際には十分気をつける必要があります.

3 照射部をマーキングする

4 トーニングの出力設定にして照射（1,064nmの波長を低出力で使用）（図5）.

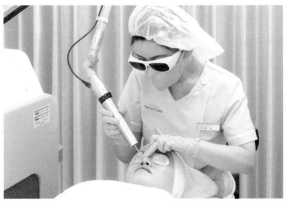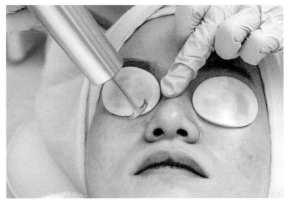

図5　ピコトーニング施術の場合には1,064nmの波長を低出力で使用

施術中の介助（医師処置の場合の介助）

- 医師が施術しやすいように機器のケーブルなどを保持・調整する.
- 患者が痛みを感じていないか, 観察, 声掛けを行う.

ピコレーザー後の後処理・患者指導[※]（看護師）　　※ピコトーニングの場合は不要.

後処理：リンデロン® 軟膏（抗炎症作用のあるステロイド外用薬）を綿棒などで薄く塗り, 保護テープを貼る.

患者指導：①リンデロン® 軟膏を渡し, 当日の入浴後および数日間は朝晩2回塗ってもらうこと, ②シャワーは当日より可能だが, 創部が濡れないように気をつけてもらうことを伝える.

気をつけるべき
合併症と対応

- 肌が弱い人や敏感肌の人は肌が赤くなり, ほてった感じになります. 保冷剤で冷やしていただくと数分～数十分程度でほとんどの赤みやほてりは引きます.
- まれに炎症後色素沈着が生じることもありますが, 時間の経過とともにやがて消褪します.
- ※「シミが濃くなってしまった」とビックリされる方もいるので,「治癒前に一旦濃くなることもあります」と, あらかじめ説明しておくことが大切です.

美容クリニックで行う業務（美容皮膚科）

6. ほくろ・いぼ取り治療

・総論・

ほくろ・いぼの治療

　　ほくろ・いぼは皮膚の表面にできる皮膚疾患で，保険診療でも治療が可能ですが，より治療痕を目立たなくさせたいという理由で美容クリニックを受診する患者さんもいます．

●ほくろ

色素性母斑……初期のものを黒子（こくし）といいます．

脂漏性角化症……老人性イボともいいます．平らで小さな盛り上がりから始まり，茶色，黒の色がついてきます．

●いぼ

尋常性疣贅……いわゆる「いぼ」です．ヒトパピローマウイルスの感染でおこります．

軟性線維腫(スキンタグ，アクロコルドン)……くびにできたいぼで，有茎性のものから色がついて扁平に盛り上がったものまであります．機械的刺激によりできるといわれます．

脂漏性角化症……「ほくろ」状の脂漏性角化症が進展したものです．

治療法の選択

　　CO_2レーザーで表面を蒸散させます．大きなものは外科的切除も考慮に入れます．

　　イボなどは，保険診療では液体窒素で治療する場合も多いですが，美容クリニックではCO_2レーザーで治療します．

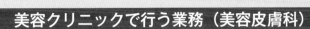

Chapter
4

美容クリニックで行う業務（美容皮膚科）

6. ほくろ・いぼ取り治療

01 CO₂レーザー

必須理解度：★★★　難易度：★★★　施術：医師

CO₂レーザーとは

　CO₂（炭酸ガス）レーザーを使ってほくろやイボといった角層・表皮の病変を除去する治療です．レーザーを照射することで細胞に含まれる水分がエネルギーを吸収し，熱エネルギーに変えて組織を蒸散（削り取る）する仕組みです．これにより深部組織や周辺の正常な皮膚にはダメージを与えることなく，ほくろやイボだけを除去することができ，傷あとが残りにくいのも特長です．

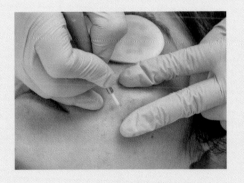

［看護師の役割］

　施術は医師が行います．法律上は医師の指示を受けた看護師が施術を行うことは禁じられてはいませんが，皮膚疾患の深い知識と相当な技量が必要になります．

CO₂レーザー の概要

適応・禁忌

適応：ほくろ，イボ，盛り上がったシミ，脂漏性角化症（老人性イボ）など

禁忌：身体にペースメーカーや金属類を入れている人／妊娠中，不妊治療中，授乳中の人．また，ほくろ・いぼに見えるけれどそうではない皮膚疾患（例えば皮膚がんなど）との鑑別が必要です．

治療期間

1回

利点と欠点

利点：ほかのレーザーでは取りにくいほくろやイボ，盛り上がったシミなども治療できます．痛みや出血がほとんどありません．

欠点：深いほくろなど取り残しがある場合，再発する可能性はあります．

事前の確認・注意点

- 施術前の問診で禁忌事項に該当しないかどうかを患者に確認しておきます．
- 患者に鏡を持ってもらい，照射するほくろなどを確認，同意を得ます．
  （※ただし，レーザー光が鏡に反射して目に入ることのないよう，鏡で確認した後は必ずしまっておきます）
- 施術中に痛みなどがある場合には，手をあげて知らせていただくよう，あらかじめ伝えます．

Memo

CO₂レーザーと他のレーザーとの違い……

CO₂レーザーの波長は9.2 ～ 10.6μmであり，例えばNd;YAGレーザーの波長が1064nmであるのに対して，約10倍の長波長で，皮膚のごく表面のみに作用します．このことからCO₂レーザーはメスのように表面から病変を削り取ります．Nd;YAGレーザーなどの他の医療レーザーは，さらに皮膚の深いところに，特定の色の対象に反応することから，表面を焦がさずに肌の中の赤み（血管）や黒み（メラニン）を除去していきます．

CO₂レーザーは非常に長波長のため，皮下組織のはるか深くまでエネルギーが届きますが，他のレーザーよりはるかに水に吸収されやすい性質のため，生体内部には影響がなく，ごく表面のみで「蒸散」という形で作用します．

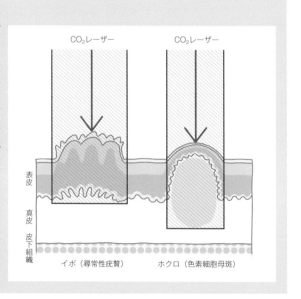

治　療　の　手　順

準備（看護師）

1 メイクを落とし，洗顔してもらう．

2 レーザー光から目を保護するため，患者さんにアイシールドを装着し，施術者，介助者も医療用ゴーグルを装着する．

3 治療対象部位を消毒する．

実際の処置（医師，看護師は介助）

1 麻酔注射を打つ（図1）．

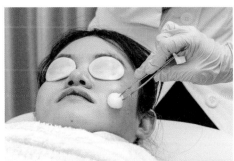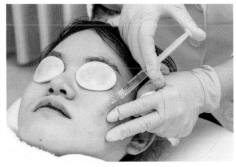

図1　患部を消毒して麻酔を注射

2 麻酔がかかったことを確認して，医師がCO_2レーザーを少しずつ照射する（図2）．

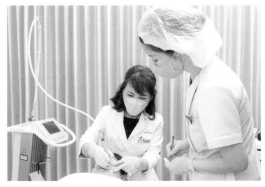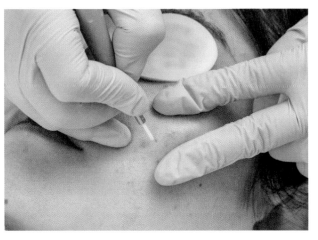

図2　麻酔がかかったことを確認し，患部にCO_2
レーザーを照射

3　蒸散した色素の塊（こげた部分）を看護師が消毒綿球などで拭き取る（図3）

2と**3**を何度もくり返し，すべて除去していく．

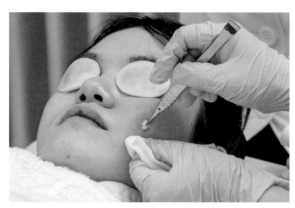

図3　レーザーにより蒸散した色素の塊
（こげた部分）を消毒綿球で拭き取る

Memo

ウイルス性のイボ……

イボの中でも多いのがウイルス性のイボです（尋常性疣贅といいます）．患部をレーザーで蒸散するとウイルスが大気中に撒き散らされるおそれがあるため，ウイルス性のイボの処置の際には十分な換気を行う必要があります．

後処理・患者指導（看護師）

後処理：照射部位とその周辺をきれいにして，感染予防と化膿止めの外用抗菌薬（ゲンタシン® 軟膏など）を塗る．

患者指導：①ほくろがあった部位は少しくぼみ，ジュクジュクした生傷のような状態になるので，洗顔の際にはあまり擦らないこと，②かさぶたや赤み，色素沈着がおこることもあるが，3〜6カ月程度で改善すること，などを伝える．

気をつけるべき

合併症と対応

・深いほくろなどの場合，除去したところに再発してくる可能性があります．

美容クリニックで行う業務（美容皮膚科）

7. 美容点滴

● 総論 ●

美容点滴

　今までの「外から治す」アプローチと異なり，体の中から美しくなりたいという要望に応えた治療が美容点滴です．抗加齢医学ともいい，体質を改善させる栄養素をブレンドさせた点滴により，血流を通して内側から肌に働きかけます．現在さまざまな研究がなされており，注目の分野です．

治療法の選択

　NMN（ニコチンアミドモノヌクレオチド）は長寿遺伝子とよばれるサーチュイン遺伝子を活性化させます．シミ・くすみ対策ではプラセンタやミネラル，各種ビタミン類を患者に合わせてブレンドします．白玉注射はグルタチオンを高配合した点滴です．その他，シミ・くすみやニキビなどを対策したエイジングケア点滴や高濃度ビタミンC点滴などがあります．

美容クリニックで行う業務（美容皮膚科）
7．美容点滴

01 美容点滴

必須理解度：★★　難易度：★　施術：看護師

美容点滴とは

　　新しい医療の分野として注目を集めているのが，美容点滴と言われるものです．これは，ビタミンB，プラセンタ，グルタチオン，ビタミンCといった抗酸化作用のある成分を，患者のリクエストに応じてブレンドし，点滴によって全身にくまなく運ぶという治療法です．エイジングケアや美肌づくりに効果的とされています．

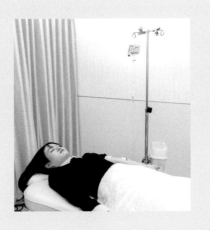

［看護師の役割］

　医師のレシピに従って点滴薬を調合します．その後，患者に点滴を行います．

Memo
点滴のスキルアップを！……

美容外科クリニックにおいて**採血や点滴のルート確保は必須中の必須**です．看護手技として基本的なスキルとはいえ，オペ室のみで働いていた場合には，患者さんが運ばれてきた時点ですでにルート確保されているため，点滴や採血の機会が少ない看護師もいるのではないでしょうか．慣れない点滴でルート確保に手こずり，神経損傷などをおこすことのないよう，経験を積みながら点滴や採血のスキルを上げていきましょう．
また，点滴の針を刺した直後には「しびれませんか？」などと声掛けして異常がみられないか確認することも大切です．
なお，片付ける際にも気を抜かず，針刺し事故などをおこさないように気をつけましょう．

美容点滴 の概要

適応・禁忌

適応：どなたでも可能（美肌やエイジングケアに関心のある人）

禁忌：妊娠中，不妊治療中，授乳中の人（ピルを服用中の方はトラネキサム酸の入った点滴はできないなど，薬剤の種類によっては禁忌あり）．グルタチオンは喘息患者には禁忌．

治療期間

1回（15 〜 20分）/1週間〜1カ月

利点と欠点

利点：薬剤が消化管を経由しないため，高濃度の成分をそのまま全身に無駄なく運ぶことができます．

欠点：効果を持続させるには定期的な点滴が必要です．また，**プラセンタ注射を受けた後は，献血をすることができなくなります．**

事前の確認・注意点

• 点滴の操作，おこりうるアクシデントへの対応に習熟していることが必須です．

• ごくまれながら，アナフィラキシーショックをおこす場合があります．そのリスクを常頭に置き，いつでも対応できるように準備しておきましょう．何分かおきに患者の様子をうかがい，万が一アナフィラキシーショックの症状があらわれたときには，エピペン®やボスミン®等のアドレナリン注射で速やかに対応することが求められます．

Memo

美容点滴の種類……

NMN点滴，美容健康注射（カクテル点滴），しみ・くすみ対策点滴，白玉注射，プラセンタ注射などがあります．

NMN……ニコチンアミドモノヌクレオチド．長寿にかかわるサーチュイン遺伝子を活性化するといわれる．

しみ・くすみ対策……高濃度ビタミン（ビタミンB群やビタミンC）などの作用でメラニンの産生を抑える．

白玉注射……高い抗酸化作用をもつグルタチオンを高配合した点滴．

プラセンタ注射……ヒト胎盤から抽出された成分．必須アミノ酸やビタミン類を含み，新陳代謝の促進や自然治癒力の強化が期待できる．

※効能・副作用については，医療用医薬品は添付文書で確認してください．

治療の手順（準備〜処置）

1 希望する美容点滴が可能かどうか判断するため，服用中の薬や既往歴などを聴き取る．

2 プラセンタ注射を希望される場合，献血をすることができなくなることを口頭と書面の両方で伝える．

3 ボトルやアンプル，生理食塩水など，点滴に必要な物品を準備する．（図1）

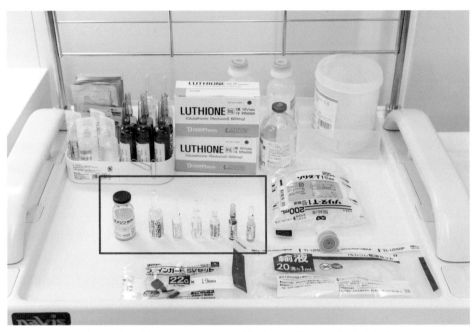

図1　点滴の薬液を用意．感染予防のために作り置きはせず，その都度用意する

赤囲み：注入する薬品の一例．左からビタメジン（複合ビタミンB製剤），トラネキサム酸，グルタチオン，ビオチン，アスコルビン酸，活性型ビタミンB6製剤，ビタミンB2製剤．

4 事前カウンセリングをふまえ，薬液を用意（感染予防のために作り置きはしない）（図2〜4）．

※点滴薬の種類，濃度，ブレンド割合などは医師がプログラムを組みます．

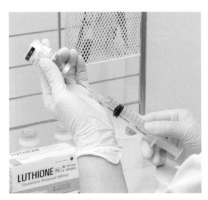

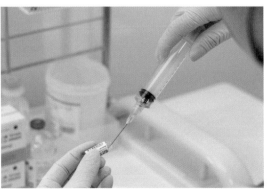

図2　輸液剤に薬液を溶かす

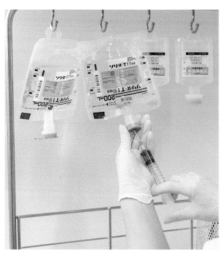 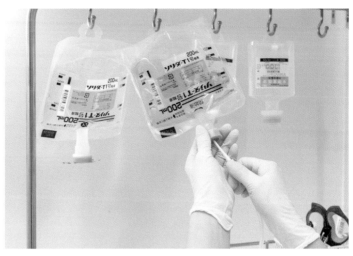

図3　輸液剤を点滴バッグに刺入する　　**図4　ボトル針を点滴バッグにつなぐ**

5　ルート確保をし，点滴を落とし始める（**図5**）.
　　※点滴セットの近くにアドレナリン自己注射薬（エピペン®）等を配置. 患者さんにアナフィラキ
　　シーショックがあらわれた場合，症状の進行を緩和するために素早く投与します. 症状があらわれ
　　たらすぐに対応できるよう，点滴を行う際には必ずそばに置いておきます.

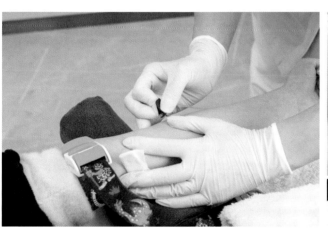 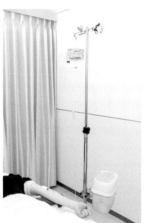

図5　ルート確保をし，点滴を落とし始める

6　アナフィラキシーショックなどの対応のため，点滴開始すぐおよび一定時間ごとに，
　　様子をみにいく. 患者にはナースコールを渡しておく.

7　止血を確認する.

Memo
点滴中おこりうる症状……
アナフィラキシーショック……顔色蒼白になる，気分が悪くなる・息苦しさ，血圧が急激に下がるなどがサ
インです.
血管迷走神経反射……失神や血圧低下をおこします. 呼吸器症状などはあらわれません. 針を刺したことによ
る強いストレスや痛みに起因します.

後処理・患者指導（看護師）

後処理：止血を確認してテープを貼り，しばらく圧迫するように声掛けする．

患者指導：とくになし．

気をつけるべき

合併症と対応

- 薬剤によるアレルギーが出ることがあります．また，刺入部の内出血がおこることがあります．
- プラセンタ注射の場合は，血液製剤の扱いになるため，献血をすることができなくなります．

Memo

アナフィラキシーショックやアレルギー症状がみられた時……

看護師はただちに以下の要領で素早く対応します．

1. ルートを確保したまま，点滴をストップさせ，速やかにスタッフと医師を呼ぶ
   （以下，ドクター指示による）
2. 生理食塩水にルートをつけかえる
3. アドレナリンの筋肉注射を打つ（エピペン®やボスミン®等）
4. モニターをつけて酸素濃度や血圧を測定し，様子をみる
5. 血圧低下がみられた場合には仰向けの状態で下肢を15～30cm挙上させる

※アナフィラキシーショックではなくかゆみや赤みといったアレルギー症状が出た場合には，アドレナリン筋注ではなく，リンデロン注などのステロイド薬で症状を抑えます．もともとアレルギー体質の方はとくに症状が出やすいので，事前の問診でよく聴取しておきましょう．また，いざとなったときに冷静かつ速やかに動けるよう，事前にアナフィラキシーショック発生時のシミュレーションをしておくことも大事です．当院では緊急時にすぐ対応できるよう，モニターやアドレナリン自己注射薬を近くに配置しています．

美容クリニックで行う業務（美容皮膚科）

8. 医療レーザー脱毛

・総論・

医 療 レ ー ザ ー 脱 毛

　脱毛の中でも人気が高いのが，医療用レーザーを用いた医療レーザー脱毛です．

　医療用レーザーは通常の光脱毛より出力が高いため，医療従事者しか扱うことができません．美容クリニックでは主に看護師が施術にあたることが多いですが，医療行為であるという認識をもとに，医師の指導の元施術を行わなければなりません．

治 療 法 の 選 択

　医療機関で行う脱毛としては，この他に毛根1本1本に電気針を通して毛包を潰していくニードル脱毛がありますが，熟練の技術を要する作業であり，簡便さや対費用効果の面から，現在では医療永久脱毛としてはレーザーが主流となっています．

　また，ブラジリアンワックスなどのエステで行う脱毛は，美容クリニックではメニューにないか，オプション扱いとなります．

------ 気 を つ け る べ き 合 併 症 ------

　医療レーザー脱毛において気をつけるべき合併症は毛嚢炎（→p.123），硬毛化，熱傷，アレルギー反応などがあげられます．硬毛化はメラニンの薄い軟毛がレーザーの刺激によって硬毛におきかわるという現象で，いまだにそのメカニズムはわかっておらず，対応も一定ではありません．一定の休止期間を設けるなどの対応を行います．アレルギー反応は，光そのものや皮脂腺を破壊した際の残存物に対するアレルギーといわれており，アナフィラキシー症状（→p.118）が現れたら即座に対応する必要があります．

Memo
脱毛は成長期・退行期・休止期に分かれており，施術を行った際に休止期だった毛包から，施術後に毛が生えてきます．そのため，これらのサイクルを計算して，年に数回に分けて施術を行うことが重要となります．

Chapter

美容クリニックで行う業務（美容皮膚科）
8. 医療レーザー脱毛

⓪1 医療レーザー脱毛

必須理解度：★★　難易度：★★　施術：看護師

医療レーザー脱毛とは

　美容外科クリニックでは医療レーザーによる脱毛を行います．当院で使用している機器として，高い安全性で厚生労働省より医療レーザー脱毛機として承認されているジェントルマックスPro（キャンデラ社）とスプレンダーX（ルミナス社）がありあす．ジェントルマックスProはメラニンに反応するアレキサンドライトレーザー（波長755nm）と，皮膚の深いところまで届き、毛細血管にも作用するYAGレーザー（波長1064nm）という，波長と深達度の違う2種類のレーザーを搭載しています．スポットサイズ（レーザー照射の大きさ）は20mm，22mm，24mm，26mmとあり，脱毛する範囲によって適切なサイズを選択します．

　スプレンダーXはアレキサンドライトレーザーとYAGレーザーの両方を同時にブレンド照射が可能です．

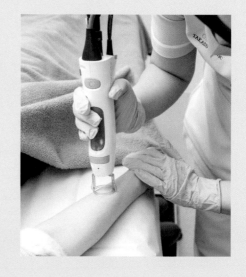

【 看護師の役割 】

● 当院では処置は医師の指導のもと，看護師が行います．毛根の性質や深さを理解する必要があります．

医療レーザー脱毛 の概要

適応・禁忌

適応：毛深い方，エステサロン等で思うような結果が得られなかった人

禁忌：日焼けした黒い肌の人（※日焼けの程度によって治療延期の可能性あり）

治療期間

1回/1 〜 2カ月（毛周期のタイミングをみて成長期で再度レーザーを行うと効果的．永久脱毛のためには1 〜 2カ月おきに1年間で7，8回施術）

利点と欠点

利点：肌質を選ばず全身脱毛に適しており，従来は難しかった産毛や細い毛の脱毛，また深い毛根にも対応．永久脱毛が期待できます．

欠点：施術時に多少の刺激はあります．脱毛レーザー照射後半年間は紫外線対策をする必要があります．

事前の確認・注意点

• 患者には来院前に自身での剃毛をお願いしていますが，未処理や剃り残しがある場合には看護師が剃毛します．

• 日焼けサロンを利用していないか，または治療期間中に利用する予定がないかの聴き取りをします．日焼けした肌にはメラニン色素が大量に存在するため，脱毛レーザーを照射すると皮膚のメラニン色素がレーザーに反応し，皮膚の表面が軽いやけどをおこしてしまうことがあることを，あわせて説明します．

• 当クリニックでは看護師処置となるため，強く日焼けしている方，肌の色が濃い方は医師に報告し，施術可能かどうかの判断を仰ぎ，可能な場合には出力の設定などを確認します．

Memo

施術時の痛みを抑えるために……

当院ではジェントルマックスPro（図1）とスプレンダーX（図2）のほかに，メディオスター NeXT（グンゼメディカル社，波長810nm）を採用しています．毛根へのエネルギー源「毛包幹細胞（バルジ）」へ必要最低限の温度で照射することで，痛みと腫れをより抑えながらの施術が可能となり，安全性の高い機器です．

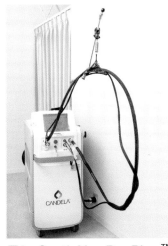

図1　GentleMax Pro Plus ™
（キャンデラ社）

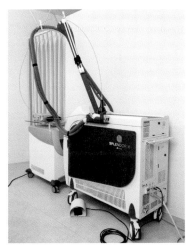

図2　SPLENDOR X
（ルミナス社）

治 療 の 手 順

準備〜処置（看護師）

1　「治療効果には個人差がある」などの注意事項一覧表を読んでもらい，患者に施術同意のサインをもらう．

2　レーザー光から目を保護するため，患者にアイシールドを装着し，施術者，介助者も医療用ゴーグルを装着する（図3）．（ゴーグル→p.93参照）

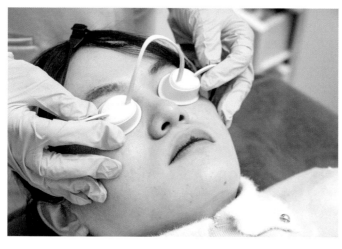

図3　アイシールドを装着
レーザーから目を保護するため，患者さんにアイシールドを装着し，施術者も医療用ゴーグルを装着する．

3　希望者には麻酔クリームを塗る（通常は冷却装置が付いているため，麻酔は行わない）．

4　約15分後に麻酔クリームをガーゼで拭き，余分な水分などもしっかりと拭き取る（洗顔していただく場合あり）．

5　脱毛する部位をマーキングする．

Memo

アレキサンドライトレーザーとYAGレーザーの使い分け……

アレキサンドライトレーザー（波長 755nm）は，通常の毛の脱毛に用います．この波長は，通常の毛根の深さにあるメラニンを選択的に標的にするという特徴があります．一方で，**YAGレーザー**（波長 1064nm）は通常より深い場所に届き，メラニン以外の色素にも効くので，通常の毛根より深い部分の毛根や，メラニンの薄い軟毛や，VIOなどの敏感な場所にある毛をターゲットにするときに用います．

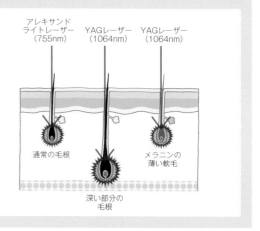

6 マーキングをして，レーザーを照射する（図4，5）．

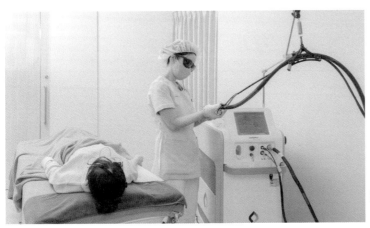

図4 スポットサイズを選択

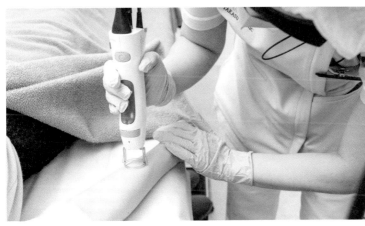

図5 パラメーターの指標に忠実に照射を行う

7 ホクロがある場合，照射すると色が薄くなったり消失したりする可能性があることを伝え，患者さんの同意があればそのまま施術を行う（同意が得られない場合はホクロの上にテープを貼り，照射を防ぐ）．

後処理・患者指導（看護師）

後処理：5～10分ほど施術部位をアイスノンで冷やす．

患者指導：①脱毛治療期間中は海水浴や日焼けサロンなどで日焼けすることを控えてもらうよう伝える．②照射後，一時的に皮膚が発赤しても数日でほぼよくなるが，肌が赤い状態で紫外線に当たるとシミや色素沈着が生じやすくなるため，脱毛レーザーを照射して3～6カ月程度は紫外線対策を行うよう伝える．

気をつけるべき
合併症と対応

- 照射直後は毛が抜けず，数日たってから抜けることもあります．その間，肌が毛嚢炎のような状態になることがあります．これはレーザー照射によって毛根や毛包組織，その周りの皮膚もダメージを受けているためです．毛嚢炎になると毛穴やその周囲が赤く腫れてポツポツした状態になりますが，通常，時間の経過とともに数日程度で引いてきます．

美容クリニックで行う業務（美容皮膚科）
9. メディカルアートメイク

・総論・

メディカルアートメイクと
メイク・タトゥーとの違い

　メディカルアートメイクでは，眉毛や唇など，生体器官の見た目を補完することを目的としています．主な施術部分は眉毛・唇・髪の生え際・つけぼくろなどがあります．とくに眉毛の形を美しく定着させたいという希望のある患者さんに対して行っています．

　通常の化粧品メイクでは毎日描き直さなければならず手間がかかってしまうけれど，タトゥーでは永久にそのまま残ってしまうという欠点がありました．また，タトゥーは真皮の深いところに色素をいれるため，毛並みがにじんでしまっていました．メディカルアートメイクはごく浅い皮膚の中に色素を入れて眉毛を描いていき，2〜3年で消えるという特徴があります．施術の仕上がりは，通常の看護技術とは別の，メディカルアートメイク独自の技術や感性が必要となっており，患者さんの満足度を上げるために，技術の研鑽が必要になります．

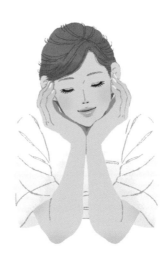

Chapter

美容クリニックで行う業務（美容皮膚科）
9. メディカルアートメイク

01 メディカルアートメイク

必須理解度：★★★　難易度：★★★（専門の指導を受ける必要あり）　施術：看護師

メディカルアートメイクとは

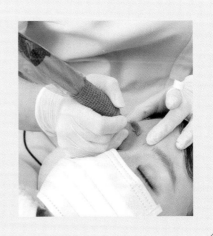

　皮膚の表面から0.02〜0.03mmのごく浅い部分に，専用の極細針（ニードル）を使って色素を定着させていく技法です．水や汗で濡れても落ちない持続性のあるメイクと呼ばれています．真皮層（皮膚表面から約2mm深）に色素を入れる刺青とは異なり，ターンオーバーが活発な浅い層に定着させるため，1〜5年で徐々に薄くなります．施術部位でもっとも多いのは眉毛ですが，唇にも施術できます．

［看護師の役割］

　医師または看護師が施術します．当院では看護師が行います．

Memo
アートメイクは医療行為です
アートメイクは，厚生労働省では医療行為に当たるという見解を示しています．よって，医療機関において医師あるいは医師指示のもとで看護師が施術することが求められますが，実際には医師の監督下にない看護師やエステティシャンが行っているところもあるため，注意が必要です．

メディカルアートメイク の概要

適応・禁忌

適応：どなたでも可能（がん治療で眉毛が抜けてしまった方なども可能）．ただし未成年・施術部位（医療行為ではないと判断される部位）などによっては医師の診断のうえ，お断りすることもあります．

禁忌：妊娠中，不妊治療中，授乳中の人/何かしらの感染症に罹患している人/ケロイド体質の人/抗凝固薬・抗血栓薬を服用中の人は，場合によって施術ができない場合あり/金属アレルギーのある人．

治療期間

1回/1カ月は間を空けて，2〜3カ月以内に2回目を行うことで定着します．何層にも色を重ねることできれいな仕上がりになるため，何度か施術を受ける必要があります．

利点と欠点

利点：メイク時間が短縮でき，水や汗で落ちることもありません．

欠点：定着させるには数回施術を受ける必要があります．初回の定着率は6〜8割程度で，肌質（脂性肌，乾燥肌）で定着の度合いが異なります．施術中や施術後に若干痛みが生じることがあります．

事前の確認と注意点

• アレルギーの既往についての問診と，万が一施術後にアレルギー症状が出た場合の治療は患者負担であることを説明します．

• 事前の面談でどのようなデザインにするか，丁寧に打ち合わせます．

• 希望者には金属アレルギーの有無をチェックするスクラッチテストを行います．（色素の顔料にニッケルとコバルトが入っているため）

• 金属を肌の中にいれる施術なので，徐々に薄くなるといってもすべては消えきらないことも説明します．

Memo

MRI検査は受けられる？……

基本的に問題ありませんが，アートメイクを行った直後にMRI撮像を行う場合，まれに色素に含まれる微量な金属質が反応し，熱感・熱傷をおこす可能性があります．MRI検査を受ける際には，主治医および診療放射線技師にアートメイクが施された箇所と施術日を伝えるよう，患者に指導することも大切です．

治療の手順（準備〜処置）

1 患者の希望，普段のお化粧の雰囲気，顔の骨格，左右差，筋肉の動きなどの条件を総合的に擦り合わせてデザインをマーカーで描き込んでいく（図1）．

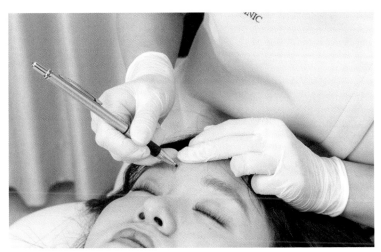

図1 患者の希望を聞きながら，デザインをマーキングしていく．左右差や顔の骨格などの条件を念頭に置きながら，なるべく患者さんの希望に近いデザインを提案する

Memo

デザインを決めるにあたっての注意……

シャープな眉，流行の眉など，患者さんの希望はさまざまですが，施術者としては単に希望を聞くのではなく，寝ているときと起き上がっているときでは眉の見え方が違うこと，希望する眉がその人の骨格に合ったデザインかどうか，さらに年齢を重ねた数年後にどう変化するかなど，さまざまな要因を考慮に入れてデザインを提案をすることが大切です．

2 決定したデザインを患者に確認してもらい，合意を得る（図2）．

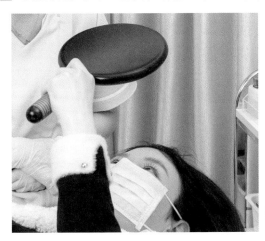

図2 決定したデザインを患者に確認してもらい，合意を得る

Memo

施術前に麻酔はしないの？……

当院では，麻酔をすると通常の筋肉と位置が変わってしまうため，麻酔をしません．痛みを感じるのは施術が深いところまで及んでしまうからで，当院ではそのようなことがないよう十分注意を払っています．

Memo

施術中に患者さんが痛がる場合……

アートメイクはタトゥーと異なり，表皮のごく浅い部分に色素を入れて，2～3年スタイルが保持される施術です．逆にいえば，2～3年で消えるため，その都度患者の好みのデザインで施術できる利点があります．施術中に患者が痛がったり，出血するのは色素が皮膚の深いところに入ってしまっている可能性があります．

3 インクが飛ぶことがあるため，インクよけのマスクを着けてもらう．

4 施術に用いる色素を調合する．

5 デザインに従い，マシーンを使って色素を入れていく（図4）．

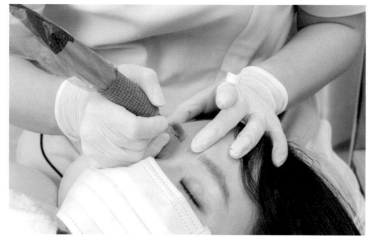

図4 デザインに従い，マシーンを使って色素を入れていく

6 施術終了直後に，保湿剤入りのクレンザーで皮膚に付着した色素を拭き取る（図5）．

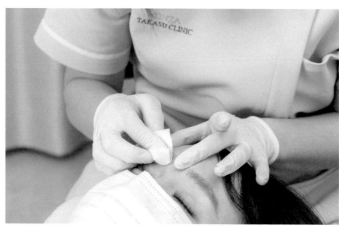

図5 施術終了直後に，保湿剤入りのクレンザーで皮膚に付着した色素を拭き取る

図6　施術例（左：施術前，右：施術直後）

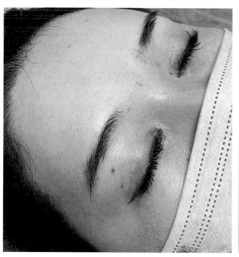 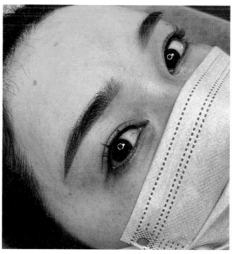

施術前　　　　　　　　　　施術直後

後処理・患者指導（看護師）

後処理：痛み止めの効果もあり，施術後の肌を修復・保護し，発色をよくする「タトゥークリーム」を渡してケアしてもらう．

患者指導：施術後24時間は，施術部を濡らさないように指導する．

施術後2，3日の間は一時的に濃くなり，4〜5日頃から濃くなった部分がかさぶたのようになり，1週間程度で自然にめくれて剥がれ落ちる．その間は自分で剥がさないように指導する．同時にその間は施術部分は水洗い，湯洗いのみとする（洗浄剤などを使うと色落ちするため）．

また，施術部位のメイクについて，施術後1週間は控えてもらうように伝える．

気をつけるべき

合併症
と
対応

- 術後の内出血（1週間程度で収まる）のほか，腫れ，痛み，しびれ，発赤，かさぶた，肥厚性瘢痕，ケロイド，肉芽（にくげ）など．いずれもまれなもので，患部を冷やし，施術した部位を必要以上にいじらなければ数日で改善します．

美容クリニックで行う業務（美容皮膚科）
10. ワキガ治療

・総論・

ワ キ ガ 治 療

　ワキガの原因は腋のアポクリン腺から分泌される汗により，雑菌などが増殖することによりおこります．

　アポクリン腺は腋（腋窩），乳輪，陰部などに分布しています．

　アポクリン腺から分泌される汗は脂質・タンパク質を多く含み，これが皮膚常在菌の栄養源として増殖の原因となり，ニオイを生じます．

治 療 法 の 選 択

　治療法としては塩化アルミニウムの外用，ボツリヌストキシン注射，高周波，手術などがあります．ボツリヌストキシン注射は多汗症の治療として保険診療が認められており，比較的安全で手軽ですが，半年〜9カ月ほどで効果が切れることがデメリットとなります（→p.51参照）．手術で腋窩の皮膚を全面剥離するのは，一番確実な対応ですが，侵襲的であり，きずあとを気にする患者もいます．高周波照射装置の中でもミラドライは腋の汗腺を破壊することに特化した機器であり，効果は手術と比べても遜色ありません（もちろん副作用に気をつけて施術する必要があります）．本項では看護師も施術する可能性のあるミラドライの施術を解説します．

	どんな治療	効果	注意点
塩化アルミニウム外用	塩化アルミニウム溶液が汗腺を詰まらせる	小〜中	安価だが毎日外用する必要がある．服に白い跡がつく
エクロック®ゲル	神経伝達物質の受容体をブロックすることにより，エクリン汗腺からの汗の分泌を抑える	小〜中	毎日外用する必要がある
ボツリヌストキシン注射	強い神経作用で汗を出さなくする	中	手軽にできるが効果が半年程度で切れる．薬剤が高価
ミラドライ	高周波で汗腺を破壊	中〜大	比較的効果が長く続くが，永久ではない
手術	汗腺そのものを切除	大	侵襲的．効果は永久に続く

美容クリニックで行う業務（美容皮膚科）

10.ワキガ治療

01 ミラドライ®

必須理解度：★　難易度：★★　施術：主に看護師（局所麻酔注射は医師）

ミラドライとは

マイクロ波をわきに照射して，汗やにおいの元となるエクリン腺，アポクリン腺にダメージを与え，ワキガやわき汗を改善する施術法です．わきにある神経や血管を損傷しないように，吸引圧をかけて皮膚だけ持ち上げ，エクリン腺・アポクリン腺が集中する一定の深さまで均一にマイクロ波を照射する仕組みです．1回の施術で約70%の汗腺が破壊されます．

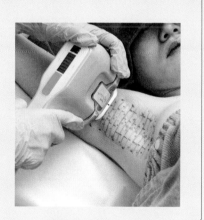

[看護師の役割]

● 施術は医師の指導のもと，看護師が行います．わきにある神経や血管を損傷しないように，毛包の構造や皮下の構造を熟知しておく必要があります．

Memo
マイクロ波とは……
電磁波の一種で，波長が1μm以下の短い波長のことです．急速に，均一に加熱できる特長があります．

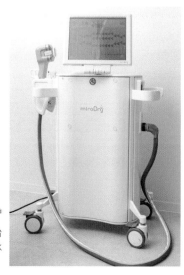

図1　miraDry®
切らないわき汗治療器として薬事承認されている．

ミラドライ® の概要

適応・禁忌

適応：わきの汗やにおいに悩んでいる人

禁忌：身体にペースメーカーや金属類を入れている人／妊娠中，不妊治療中，授乳中の人

治療期間

原則的に1回照射．効果が少ない場合のみ，3カ月後検診し，2回めの照射を行います．

利点と欠点

利点：メスを使わずに治療ができ，傷あとも残りません．汗腺そのものにダメージを与えるため，治療後の効果は半永久的です．

欠点：数日間は腫れやすく，麻酔の影響で，とくに施術当日は腕に違和感が残ります．

事前の確認・注意点

- 施術前の問診で禁忌事項に該当しないかどうかを患者に確認します．脱毛作用があるため，わき毛が約70%脱毛されます．男性患者の場合にはこのことを忘れずに伝える必要があります．

治 療 の 手 順

準備（看護師）

1. わきの状態を確認する．（医師も確認する）
2. 患者さんの片手を上にあげてもらい，マーキングツールで，わきを出した状態で照射する箇所に大まかな印をつける（**図2**）．

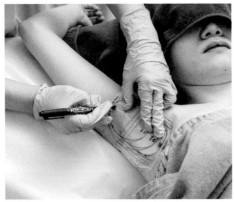
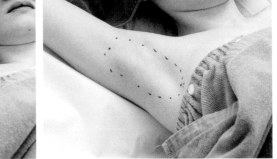

図2　照射する箇所を大まかにマーキングする

実際の処置（麻酔注射のみ医師）

1 わきに局所麻酔を打つ（図3）.

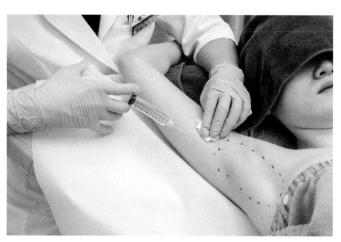

図3　医師により，痛みをやわらげるための局所麻酔を投与

2 10 〜 15分ほど待ち，麻酔が効いていることを確認して麻酔前の印をアルコール綿
で拭き取り，新たにマーキングを行う（図4）.
（※施術部位にニキビなどがある場合には，施術可能かどうかの判断を医師に仰ぐ）

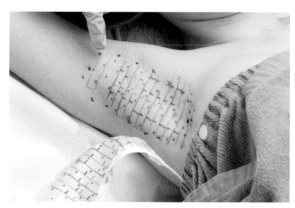

図4　マーキング

3 ハンドピースにバイオチップを装着する（図5）.

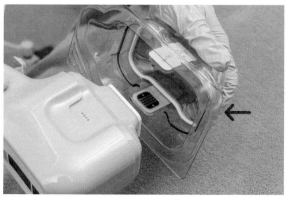

図5　ハンドピースにバイオチップ
　　　を装着

バイオチップ（→）は使い切りタイプ.

4 タッチスクリーンの設定画面により，マイクロ波エネルギー・レベルを設定する．

5 施術部位にジェルを塗る．

6 マーキングの印や線に沿ってマイクロ波を照射する（図6）．
　※片方のわきが終了したら，もう片方を同様に施術します．

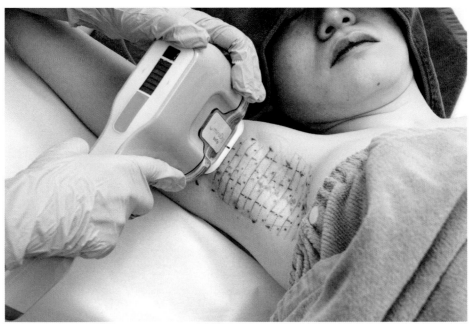

図6　マーキングに沿ってマイクロ波を照射する

後処理・患者指導（看護師）

後処理：マーキングをしっかり拭き取り，15 ～ 20分ほど施術部分をアイスノンで冷やす．

患者指導：アイスパッドを渡し，①施術当日はしっかりと，翌日〜翌々日も1日3回程度
　　　　　　冷やしてもらうこと，②麻酔の影響で当日は重いものが持ちづらく，腕を下ろし
　　　　　　ても違和感があること，③施術翌日は麻酔等による腫れが出やすいこと，④治療
　　　　　　後数日間は激しい運動を避けることを伝える．

気をつけるべき

合併症と対応

• 当日〜翌日は特に腫れやすくなります．また，皮膚の硬化，痛みや不快感，麻酔
の影響による内出血などが起こることもありますが，いずれも一時的なものです．

美容クリニックで行う業務（美容外科）

01 はじめに

美容外科とは

　美容外科は美容クリニックのなかでも花形の科ですが，実際には難易度の高い手術を行っているクリニックは多くないのが現状です．すべての美容外科を行う当院でも，看護の業務について，美容皮膚科4に対して美容外科6くらいの割合です．そこで本項では，まず美容看護師として最初に身につけたい美容外科の準備と器械出し・鈎（こう）引きについて解説し，美容外科施術として看護師が行うピアスと，どこの美容クリニックでも行っている，初歩的な術式である二重まぶた術の介助について解説します．

　本格的な手術看護については，専門の手術看護の書籍を御覧ください．

Memo

高須クリニックではほぼすべての美容外科を行っています．外科に限定したメニューとしては，下記のものがあげられます．これらは形成外科という領域の手術になります．

表　美容外科のメニュー（一例）

目	二重まぶた　目頭切開　目尻切開　眼瞼下垂術　垂れ目形成　目の下脱脂　目の上下たるみ取り　逆さまつげ
鼻	隆鼻術　鼻翼縮小　鼻尖形成　耳介軟骨移植術　骨切幅寄せ　わし鼻修正（ハンプ切除）
耳	立ち耳修正　柔道耳修正
口唇	口唇縮小術
あご	脂肪吸引　あごシリコンプロテーゼ　（あご骨切り／削り　えら骨切り／削り）
頬・顔全体	フェイスリフト　バッカルファット除去　頬骨切り／削り　メーラーファット除去　糸リフト
乳房	豊胸手術（シリコンプロテーゼ）　脂肪注入豊胸　乳頭縮小　陥没乳頭修正　下垂乳房形成　乳輪縮小
プライベートゾーン	小陰唇縮小　処女膜再生　膣縮小　包茎手術　長茎術
痩身術	脂肪吸引
頭皮	医療植毛・育毛
皮膚	入れ墨・アートメイク除去　ホクロ除去

美容外科は奥が深いですよ！

基本は清潔・不潔の区別とその操作

　手術準備に際しては，厳重に清潔・不潔の区別をし，清潔操作に慣れておくことがもっとも重要です．

　一度清潔な手袋を装着したら，絶対に不潔エリアを触らない（滅菌カバーを付けたところ以外は触らない）など，看護師としては当たり前の知識といえますが，念には念を入れて徹底するようにしましょう．

　また，外科系の手術に携わったことのない看護師には，基本的な器械・医療材料の種類や名前，どんな場面で使うのかを把握していない人もいます．形成外科・美容外科で使うものは限られていますので，確実に覚えましょう．

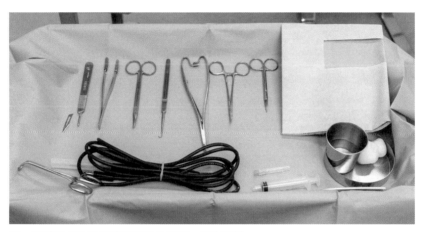

図　二重まぶた切開法に用いる器械・医療材料

安全で効率よい器械出しをする
（→p.140「器械出し」参照）

　手術前には滅菌されている器械を袋から取り出し，器械台のコンプレッセン（滅菌器具などを包む緑の布）に並べておきます．その大前提として，以下の4点は必ずおさえておきましょう．

> ①何の手術がどのように行われるか，オペの流れを理解しておく
> ②器械の名前を覚える（医師によって違う呼び名がある場合には，その名前も）
> ③手術別・医師別に準備すべきものを理解しておく
> ④スムーズに器械台に置けるよう，どこに何が置いてあるのか，物品の配置も頭に入れておく

手術終了後には，使用済の器械を洗浄，滅菌しておきます．

術前・術後に気をつけること

患者さんの取り違えを防ぐために，患者が入室したらすぐに名前確認を行います（「お名前をおっしゃってください」など）．

また術後ケアの説明も重要です．さらに，念のため患者希望の治療部位がカルテ記載と一致するかを確認することも大切です．

麻酔

本書では麻酔については解説しませんが，非常に大切なことなので，美容看護師になるためには必ず習得してほしい技術です．

美容外科の手術は，ほとんどがクリニック内で行われます．病院の手術室と違って基本的に少人数で行われるため，看護師の役割は多岐にわたります．ほとんどすべての施術には麻酔が行われます．いうまでもなく，麻酔には局所麻酔（外用，注射），全身麻酔（静脈麻酔，笑気麻酔）があります．全身麻酔が必要な手術では，病院から麻酔科医に来てもらうこともあります．しかし，小さなクリニックでは麻酔科医なしで美容外科医が麻酔科を兼ねるケースもあるので，その場合は看護師の役割が重要になります．

美容外科手術の流れ

美容外科における一般的な流れは以下のとおりです．

◆局所麻酔の場合

①問診をとる（医師による診察）
②麻酔クリームを塗る/麻酔クリームを拭き取る
　※注射麻酔の場合は医師が注射を行う
③デザインをする
④清潔な布をかけたら患者に「手は触れないでください」と伝える
⑤手術の介助（器械出し，鉤引き，糸切りなどのサポート全般）
⑥消毒，保護
⑦術後ケアの指導（内服指導，生活上の指導など）

これらの流れは手術の内容によって変わってきます．

◆全身麻酔の場合

　全身麻酔による手術の場合には，前もって「○○時間前から飲食は禁止です」などの術前指導もあります．さらに，局所麻酔での手術の流れに加え，以下の役割が重要になってきます．

①感染症対策を徹底すること

②不整脈やてんかん，喘息，糖尿病などの既往がないか，問診等で患者さんの基礎疾患をよく聴取し，手術可能かどうかの判断を医師にあおぐ（ラテックスアレルギーの有無，薬剤アレルギーの有無のチェックも必要）

③不測の事態に備える

　全身麻酔による手術時にはモニター管理と緊急時の対応も行います．モニター値の変動は常に気にかけておき，アラームが鳴ったら即座に対応すること，また，AEDや救急カートもすぐに使えるよう，常に点検し，院内勉強会などで使い方を習熟しておきます．

以上のことは医療機関のスタッフとして，最低限行うべきことです．研修や勉強会などでしっかりと身につけておきましょう．

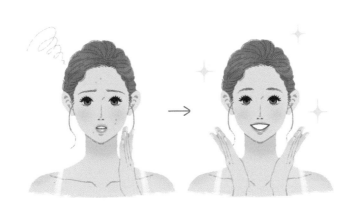

美容クリニックで行う業務（美容外科）

02 器械出し・鈎引き

器 械 出 し

「器械出し」は器械のセッティングから

手術中，医師に器械を手渡す「器械出し」は看護師の重要な役割です．

手術前に必要な器械や医療材料を取り揃え（ピッキング），器械台の上にセッティングすることから器械出しは始まっています．

手術部位や術式によって必要な器械が変わるため，大前提として，手術の流れや内容を把握しておくことが求められます．どんな時に何のために使う器械なのか，とくに美容外科手術における用途については，きちんと頭に入れておきましょう．

さらに，同じ手術部位，同じ術式でも執刀する医師によって使用する器械類は変わってきます．また，その器械も，医師の所属していた施設や出身大学によって呼び方が違うことが多々あります．よって，自クリニックで行われる手術の種類・術式，その流れ，器械の名前や医師による準備機器の違いなどまでしっかりと把握しておきたいものです．

効率よく器械出しをするため，まずは次の4点を押さえておきましょう．

---

①何の手術がどのように行われるか，オペの流れを理解しておく

②器械の名前を覚える（医師によって違う呼び名がある場合には，その名前も）

③手術別・医師別に準備すべきものを理解しておく

④スムーズに器械台に置けるよう，どこに何が置いてあるのか，物品の配置も頭に入れておく

（p.137の再掲）

並べ方について

　前記①～④の知識をふまえ，器械台の上に手術の手順に沿って使用する器械を並べていきます．器械や医療材料は，手袋着用または攝子を使うなどして（図1a，b）清潔状態を保ちながら素早く選び，器械台の上に整然とセッティングします（図1c）．

　その際，どう並べていくかも大切な要素です．医師のリズムを乱すことなく安全かつスムーズに器械を渡すことができれば手術時間の短縮につながり，患者の負担を軽くする一助となります．素早く器械を渡すことができるよう，器械台の上は整理整頓しておきましょう．

　基本的には手術で使う順番に並べていきますが，クリニックによっては並べ方を決めているところもあるので，それに従います．慣れないうちは多少時間がかかるかもしれませんが，先輩看護師にならいながら経験を積むたびに，器械出しのスキルも向上していきます．

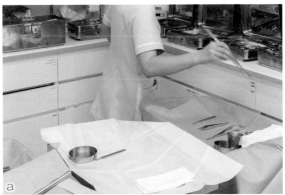

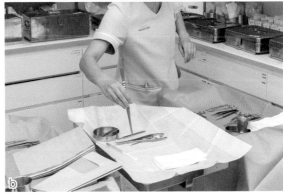

図1　器械のセッティング

（a,b）攝子を使って素早く器械台の上にセッティングしていく．
（c）清潔区域に整然と並べられた器械（a, b作業とは別のセット）．

器械出し本番

　手術中に医師に器械の受け渡しを行うのが，器械出しです．手術の順番に従って，医師に適切な器械を，適切なポジションで渡していきます．前述のとおり，看護師は医師のリズムを乱すことなく安全かつスムーズに器械を渡すことが求められます．そのために手術の手順を最初から最後まで把握しておきましょう．

　その際に，針刺し事故などを防ぐよう，針やメスの取り扱いには十分な配慮が必要です．

手術終了後

　使用した器械は洗浄と滅菌を行います．

鈎引き

「鈎引き（こうひき）」とは

　鉗子等を使って皮膚の奥を広げ，医師が手元をより見やすくする視野の確保の介助が「鈎引き」です（図2）．手術中に器械を手渡ししながら（直接介助），同時に視野の確保をすることもあります．豊胸手術，脂肪吸引術，リフト術など，あらゆる美容外科手術において鈎引きが必要となってきます．

　器械出し同様，看護師はその手術全体を把握して，医師の次の動作を予測して，適切な鈎引きを行うことが求められます．

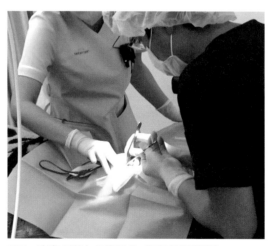

図2　実際の術中の鈎引き（正面が看護師）

美容クリニックで行う業務（美容外科）

初歩的な美容外科

03 ピアス

必須理解度：★　難易度：★　施術：看護師（穴を開ける場所によっては医師）

ピアスとは

耳たぶなどに穴を開け装身具をとりつけるピアスは，今や男女問わずファッションアイテムの一つとして人気です．

ピアスホール用の市販器具を使って自分で開けたり，医療機関以外で開ける人も少なくありませんが，正確な位置に開けられなかったり，前後のケアを怠って化膿や炎症などのトラブルがおこることも多々あります．そのようなトラブルを避けるためにも，安全でアフターケアまで充実している美容外科や皮膚科などの医療機関で開けることが推奨されています．

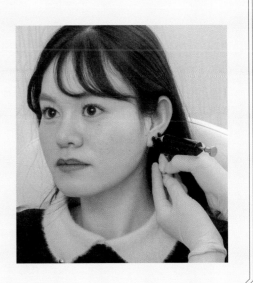

［看護師の役割］

本来ピアスは医療行為であり，当院では耳介（耳たぶ）へのピアッシングは熟練の技術をもつ看護師が行います．その前提として，耳の構造・機能への理解や垂直に針を通す実践的な習熟はもちろん，ファーストピアスの種類とその特徴，清潔を保つなど施術後のケア法についても看護師が説明を行います．麻酔は行いません．耳以外のデリケートな部位は，当院では医師が麻酔を行い施術しています．

施術の手順（耳介のピアス）

1 穴を開ける場所，個数などの最終確認をする．

2 穴をあける際に使用するファーストピアスを選んでいただく．

（※金属アレルギーをおこしにくい医療用の樹脂製ピアスなどの説明も行う）．

3 穴を開ける場所に油性ペンなどで印をつけ，患者に鏡で確認してもらう（図1）．

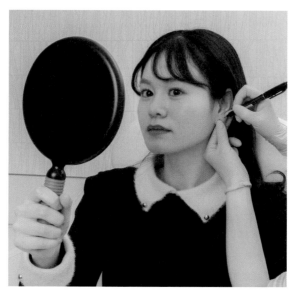

図1 患者さんに鏡で確認してもらいながら，ピアスを 開ける位置と穴の個数を決めて，マーキングする

4 耳の表と裏，両面とも消毒をする．（図2）

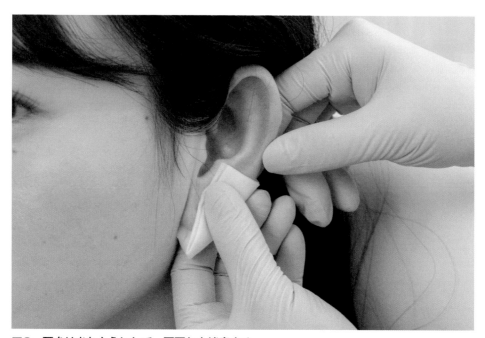

図2 耳をはさむようにして，両面とも消毒する

5 医療用のピアスガンで穴を開ける.（図3，4）

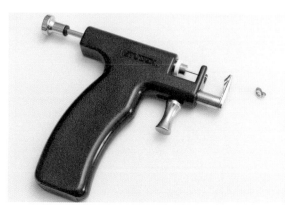

図3　ピアスガンとファーストピアス

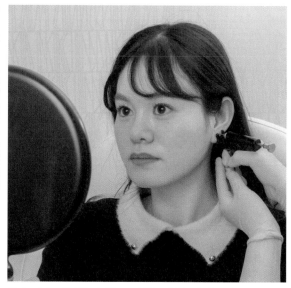

図4　ピアスガンを使い，耳に垂直に穴を開ける

6 ファーストピアスがついたら再び消毒をする.

リスクについての説明と患者指導

以下を患者に伝えて指導を行う.

- 施術当日からシャワーもOK.
- 清潔にしないと化膿して細菌感染する場合があること.
- ブラシや服を着る際などにピアスを引っ掛けたりすると，化膿しやすくなったり穴が不整になることがあること.
- 常にシャワーなどで洗い流すなど清潔に保つこと.
- まれに消毒液でかぶれる場合があるため，とくに消毒をする必要はないこと.
- 穴をきれいに形成するため，1カ月はファーストピアスを外さないようにすること.
- まれに耳たぶが赤く腫れ，痛みが出たりすることがある.その際は適切な処置を行うので，すぐに連絡してほしいということ.

初歩的な美容外科

04 二重まぶた整形術

必須理解度：★★★　難易度：★★　施術：医師

二重まぶた整形術とは

　美容外科手術の中でとくに人気が高く，手術へのハードルが比較的低いと言われているのが，二重まぶた整形術です．切らない手術と言われる「埋没法」と，切開手術によりしっかりと二重をつくり，元に戻る心配がほとんどない「切開法」（ミニ切開，全切開）があります．

- **埋没法**：皮膚を切らず，髪の毛より細い特殊な糸でまぶたの裏から固定させる方法．
- **ミニ切開法**：目の横幅の中心部から1.5～2.0cm程度切開し，内部処理を行ってから縫い合わせる方法．
- **全切開法**：二重にしようとするヒダの予定線を全切開し，余分な脂肪を排除して内部処理を行った後で縫い合わせる方法．

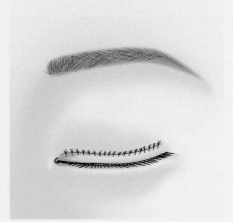

Memo
まぶた（眼瞼）の断面構造

基本は通常の皮膚と同じく表皮・真皮からなりますが，体の中でももっとも薄く0.6mm程度です．その直下に眼輪筋がありまぶたを動かします．さらにその内側に瞼板前結合組織・脂肪，瞼板があり，最内側で結膜が直接眼球を保護しています．

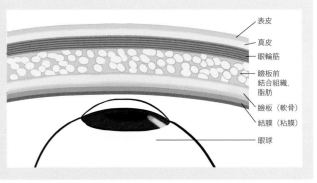

表皮
真皮
眼輪筋
瞼板前
結合組織，
脂肪
瞼板（軟骨）
結膜（粘膜）
眼球

表 二重まぶた整形術：種類別特徴

種類	メリット	デメリット	向いている方	施術時間とダウンタイム
埋没法	・メスを使わずに二重ラインが作れる・痛みがほとんどなく、腫れも少ない ・ダウンタイムが短く、抜糸や通院の必要もない ・自然な目元や目力をアップすることができる ・糸を取ることで元に戻したり、やり直したりもできる	・（高須法の場合でも）まれに元に戻ることがある（施術法、体質、癖などによる）（注：一般的な方法の場合、元に戻りやすいとされます。） ・皮膚や脂肪が厚い場合は戻りやすい	・メスを使わず短時間で二重にしたい方 ・リーズナブルに二重にしたい方	・施術時間：10分 ・ダウンタイム：2〜3日
ミニ切開法（部分切開）	・目の横幅の中心部から2.0cm未満の切開なので、腫れやダウンタイムが全切開より短い	・埋没法よりは傷が大きい	まぶたが比較的薄く、自然な末広二重を目指したい方	・施術時間：20分 ・ダウンタイム：1週間
全切開法	・長くしっかりと切開するため、理想とする二重のデザインを実現しやすくなる ・半永久的に維持できる	・埋没法、ミニ切開法より傷が大きい ・ダウンタイムが1〜2週間ある	・まぶたが腫れぼったく、まぶた上の脂肪をとりたい方 ・過去に埋没法で元に戻ってしまった方	・施術時間：30〜60分 ・ダウンタイム：1〜2週間

（高須クリニックサイトhttps://www.takasu.co.jp/より引用，改変）

看護師の役割

　施術は医師が行い，看護師はカウンセリング，施術前の確認，デザイン，消毒，施術中の器械出しなどを行います．患者の希望を聴き取り，顔の骨格などの特徴も見極め，埋没法や切開法など，患者に合った施術を医師と一緒に提案するのも看護師の役割です．

　また，切開法の場合には手術後6〜8日目に抜糸を行います．

二重まぶた整形術 の概要

①埋没法

皮膚を切らず，髪の毛より細い特殊な糸でまぶたの裏から固定させる方法です．

広く行われているのは二重のライン上の1〜2点を縫う埋没法です（当院では行っていません）．（図1a，b）

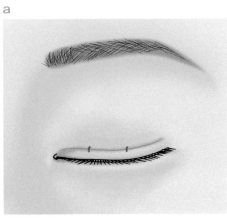
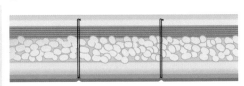

まぶたの二重ラインを2点ほどとり，二重のクセをつけて表皮から結膜に糸を通して固定する．

図1　一般的な埋没法のシェーマ（当院では行わない）

利点と欠点

利点：簡便で，コストも安い．

欠点：糸が取れやすく，元に戻りやすい．皮膚の表面で糸玉が浮き出て見えることがあります．

Memo

高須クリニックの埋没法

当院の埋没法は，まぶたの表面の皮膚と瞼板を無数の点で固定します．一般に行われる埋没法と違って，一部皮膚の切開を行います．高度な技術を要しますが，一般の埋没法より取れにくく，元に戻りにくいという利点があります．（図2a，b）

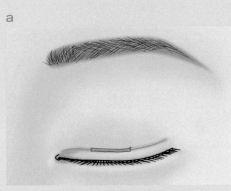
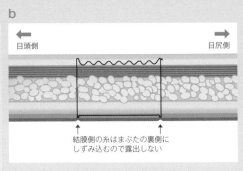

目頭側　　　　　　　目尻側

結膜側の糸はまぶたの裏側にしずみ込むので露出しない

図2　高須クリニックで行っている埋没法

通常の埋没法に加えて，まぶたの二重ラインの内側に専用の細い糸を通し，線状に固定する．

②切開法

　眼瞼を皮膚切開し，内部処理（眼窩内の脂肪摘出やROOFとよばれる眉毛下の脂肪摘出）を行ってから縫い合わせる方法です（図3）．

　しっかり二重のラインを作る全切開法と，自然な仕上がりをめざすために全切開法より短い切開を行うミニ切開法があります．

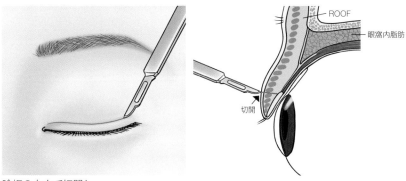

瞼板の上まで切開し，

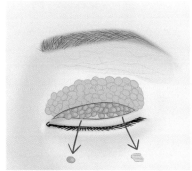

必要に応じて眼窩内脂肪やROOFを切除，

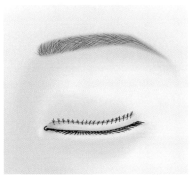

皮膚と挙筋腱膜の断端を抱合固定した後，

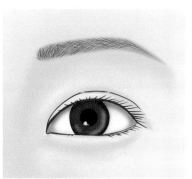

皮膚を丁寧に縫合して完成．

図3　切開法のシェーマ

利点と欠点

利点：半永久的に持続します．

欠点：埋没法より傷が大きく，ダウンタイムが長くなります．

治 療 の 手 順

埋没法の場合

　器械の準備をする．（図4）

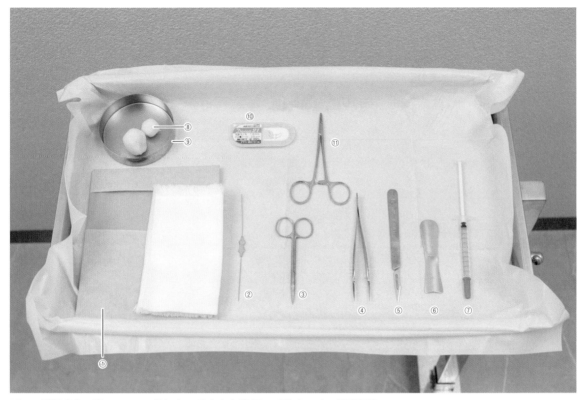

図4　器械出しでセッティングした二重まぶた術用の手術セット（埋没法）
①ドレープ，②ブジー，③糸切剪刀，④細部鑷子，⑤メスホルダー，⑥角膜保護板，⑦麻酔用注射器，⑧オスバン綿球，
⑨シャーレ，⑩7-0針付ナイロン縫合糸，⑪ヘガール持針器

2　患者にヘアキャップをかぶってもらう（髪の毛をしっかりと中に入れる）．

3　患者の名前の確認（カルテを見せて「お名前は間違いないですか？」または，「お名前をおっしゃってください」などの形で確認）（図5）．

4　医師入室，目薬の麻酔を行う（図6）．

5　上まぶたの皮膚に麻酔クリームを塗り，綿球で施術部を消毒する（図7）．
※消毒の際，攝子を使わず，手袋を装着した手でじかに消毒する場合もありますが，清潔・不潔の境界を触る場合には，攝子を使うのが望ましいです．

6　手術のデザインを描きこむ．

7　患者さんの顔に覆布をかける（図8）．

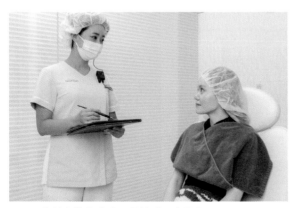

図5　名前や施術内容の最終確認を行う

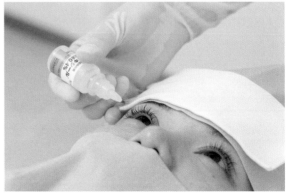

図6　目薬の麻酔を行う

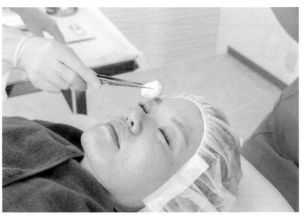

図7　摂子を使い，綿球で施術部を消毒

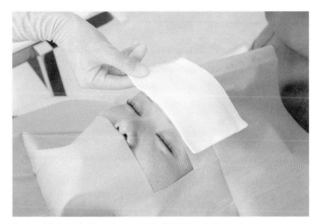

図8　消毒した後，ドレープ（覆布）をかける

8　施術開始.

9　眼球保護し，デザインしたところに局所麻酔注射を打つ（医師による）（図9）.

10　手術が始まったらスムーズな器械出しを心がける（図10 〜 12）.

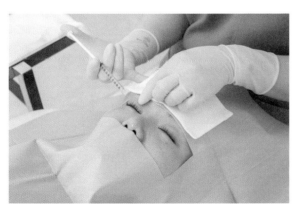

図9　医師の執刀開始. 局所麻酔を行う.

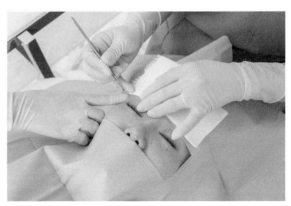

図10　ラインに沿ってメスを入れる
　　　（高須式の埋没法）.

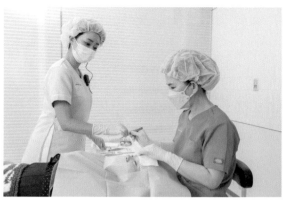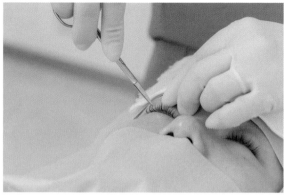

図11　メスを入れた後，少し鋏で開く

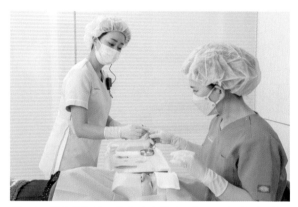

図12　鋏を受取り，縫合糸と針を医師にわたす（器械出し）

11　埋没法で使用する糸がからまないように介助する（図13）

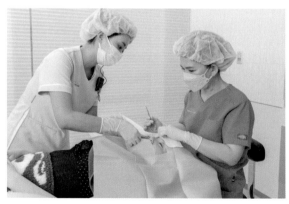

図13　医師が縫合を行う際には患者の眼瞼を保護する

⓬　止血を行い，手術終了．

⓭　手術後に患者さんに手鏡を渡し，二重のラインができているかどうか確認してもらう（図14）．

⓮　ヘアキャップを取り，アイスノンで術部を冷やす（図15）．

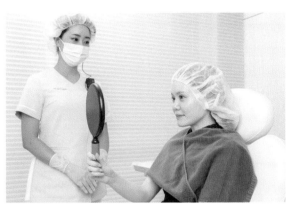

図14　患者さんに手鏡を渡し，
　　　仕上がりを確認してもらう

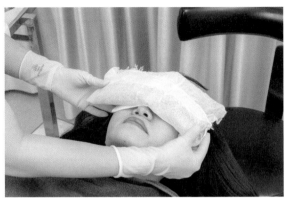

図15　ヘアキャップをとり，アイスノンで術部を冷やす．

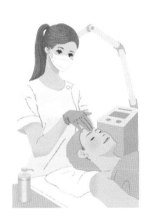

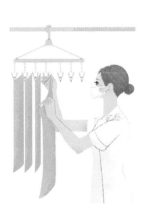

切開法の場合

※**1**〜**10**までは埋没法と同じ.

11 切開法の器械セット（図16）. 切開法ではより手術が高度になるため，鈎引きがさらに重要になる. 医師がより術野がみやすいように心がける（図17）

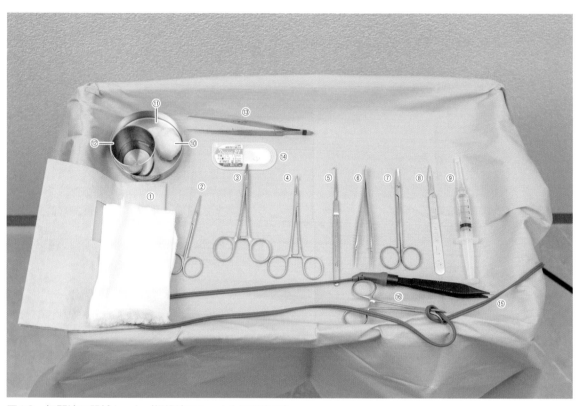

図16 切開法の器械セット（埋没法のセットとは異なる）

①ドレープ，②糸切剪刀，③ヘガール持針器，④モスキートペアン（曲），⑤スキンフック，⑥細部鑷子，⑦メイヨー剪刀，⑧メスホルダー（11番メス刃），⑨麻酔用注射器，⑩オスバン綿球，⑪シャーレ，⑫カップ，⑬消毒用鑷子，⑭7-0針付ナイロン縫合糸，⑮バイポーラ鑷子，バイポーラコード，⑯布鉗子

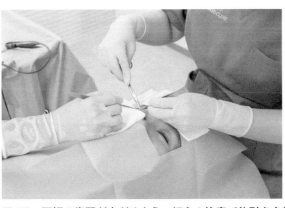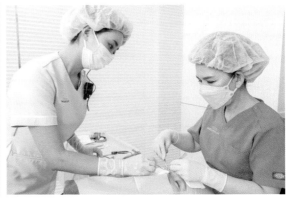

図17 医師の術野が広がるよう，細心の注意で鈎引きを行う

12 バイポーラで止血する（図18）.

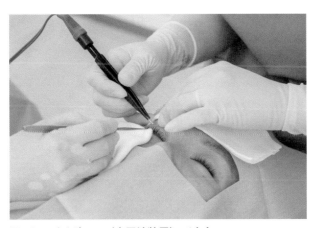

図18 バイポーラ（高周波装置）で止血

13 手術後に患者さんに手鏡をわたし，二重のラインができているかどうか確認してもらう.

14 ヘアキャップを取り，アイスノンで術部を冷やす.

リスクについての説明と患者指導

手術前後に，以下のことを伝える.

- 一般的に二重まぶたや目元の整形には腫れ・痛み・内出血の副作用が出る可能性があること.
- 術後2～3日は，氷枕（アイスノンなど）をガーゼなどでくるみ，目元に軽く押さえることを数分～数十分，1日数回くり返していただくと，痛みや腫れが引くのが少し早くなること.
- 切開法の場合には程度の差こそあれ，ほとんどの方に内出血が生じること. 軽い場合には1週間後の抜糸の頃にはうすくなる程度が，強い内出血が出てしまうと，消えるまで2週間程度かかることがある. 内出血の予防・治療薬の準備もあることを，あらかじめ伝えておく. 術後の腫れが完全に引くのは，手術の内容にもよりますが，最長で半年みてもらうことも伝える.

索引

装幀・DTP　株式会社エストール（加藤　唯）
写真　　　　亀井宏昭写真事務所
イラスト　　黒川　輝代子
　　　　　　L&Kメディカルアートクリエイターズ株式会社

Dr. 高須の
美容クリニック看護のケアとテクニック

2024年 7月 9日　初版　　　第1刷発行

著　者　　高須英津子
発行人　　小袋朋子
編集人　　木下和治
発行所　　株式会社Gakken
　　　　　〒141-8416 東京都品川区西五反田2-11-8
印刷所　　TOPPAN株式会社
製本所　　株式会社難波製本

●この本に関する各種お問い合わせ先
　本の内容については，下記サイトのお問い合わせフォームよりお願いします．
　https://www.corp-gakken.co.jp/contact/
　在庫については Tel 03-6431-1234（営業）
　不良品（落丁，乱丁）については Tel 0570-000577（学研業務センター）
　　〒354-0045 埼玉県入間郡三芳町上富 279-1
　上記以外のお問い合わせは Tel 0570-056-710（学研グループ総合案内）

©E. Takasu 2024 Printed in Japan

※学研グループの書籍・雑誌についての新刊情報・詳細情報は，下記をご覧ください．
学研出版サイト https://hon.gakken.jp/